Quintessence DENTAL **Implantology** 別冊

スペシャリストたちに学ぶ
インプラントのための骨増生

Osseointegration study club of Japan
オッセオインテグレイション・スタディクラブ・オブ・ジャパン
16th ミーティング 抄録集

監修：三好敬三

編集：
寺本昌司　　岩田光弘　　小川洋一　　勝山英明
高井康博　　中川雅裕　　松井徳雄

本別冊は、2017年7月28日（金）〜30日（日）にベルサール飯田橋ファーストにて開催された「オッセオインテグレイション・スタディクラブ・オブ・ジャパン16thミーティング」を再編集したものである。

クインテッセンス出版株式会社　2018
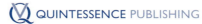
Berlin, Barcelona, Chicago, Istanbul, London, Milan, Moscow, New Delhi, Paris, Prague, São Paulo, Seoul, Singapore, Tokyo, Warsaw

はじめに：会長の言葉

OJがこれから進むべき道

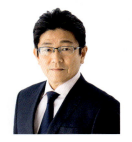

OJ会長 三好敬三　Keizo Miyoshi

OJ会長になって

　スタディグループの垣根を越えて集まった有志の歯科医師および歯科技工士、歯科衛生士、コ・デンタルスタッフや協力企業の方々の努力により、15周年記念大会を水上哲也前会長のもと成功裏に終えることができました。そして、16年目を迎えたOJの会長になって、いま何が必要かを自問自答し続けてきました。水上前会長をはじめ、顧問の先生や多くの常任理事、理事、役員の先生方にも協力していただき、今後のOJの進むべき道を検討したので、ここに表明したいと思います。

これからを創り上げる OJという役割

　インプラント外科領域において、いつか当たり前になることを私たちは創り上げています。日本国内での臨床の歴史における重要な役割を担っているのが、このOJというチームです。おそらく、現在当たり前に行われている技法、たとえばガイデッドサージェリーによる三次元的なシミュレーション治療やCAD/CAMなどのデジタル技術は、30年前には想像もつかなかったことでしょう。

　情報というものは得てしてすべてが正しいわけではなく、コンセプトから理解し、「なぜこのような方法が生まれたのか」、「なぜ良いと言われているのか」を自分自身で考え、そして大前提として患者にとって有益であるものを選択していくべきだと考えています。情報を正しくインプットし、アウトプットしていく場所こそがOJでなければなりません。これからのさらなる技術の発展の波が来た時に、正しく情報処理をし、正しく伝えていくことがインプラント業界のリーディンググループとしての使命であると考えています。

　OJは発足してから情報・技術共有を行いながら次世代のインプラントロジストの育成、インプラント治療の技術発展に尽力してきました。お互いに尊敬の念を持つということを基本理念とした建設的な議論のもと進展してきたものでもあり、今後は共有レベルの一層の向上を図りつつ、次のステージを皆で切り開いていくことができればと考えています。

幅広い領域でつながること

　インプラント治療は歯科医師だけで行うものではなく、多くのスタッフと二人三脚で「患者にとってのベスト」を考えて進めていくものです。そのためには歯科医師が必要とする知識だけではなく、アシスタントはアシスタントにとって必要な知識を共有し、歯科技工士は歯科技工士にとって必要な情報共有が欠かせません。"インプラントの成功"という大きい枠で捉えた場合に、治療に携わるすべての人間にとって正しい情報整理ができる場所であってしかるべきです。

　OJはすべての分野のプロフェッショナルが集うことで、次世代のインプラント治療に必要な知識と技術を包括的に学ぶことができる場所へと領域を拡げていき、各分野の方々がつながることで新しいイノベーションが起こせる「垣根の存在しない」アクティブなグループへと躍進することを目指しています。

2017年の年次ミーティングの総括

　2017年の年次ミーティングでは、2016年のテーマであった軟組織のマネジメントの流れを引き継ぎ、「ボーンミーティ

ング」をテーマとして硬組織に対する知識、そして手技の深化を目的に開催されました。前年の軟組織のハンズオンコースの成功に続き、骨増生のハンズオンコースでは石川知弘副会長と白鳥清人常任理事が講師を務め、サポートの先生方や関連企業の方々の厚いご協力により年次ミーティング前日に開催することができ、参加者の満足はもとより、今後の骨増生のあり方にも一石を投じたと思います。

硬組織マネジメントはインプラント治療における必須要件であり、臨床上の経験や考察を各分野のテーマごとで掘り下げた内容のセッションが展開され、ご参加いただいたすべての方にとって有益な情報共有の場になったと感じております。加えて、講演内容にも多くの賛辞を得ることができ、会長として嬉しい限りです。

歯科技工士セッションと歯科衛生士セッションも昨年同様に引き続き行い、メタルボンドセラミックスのレジェンドである桑田正博先生からその歴史について詳説いただいた講演をはじめ、素晴らしい先生方の日常の創意工夫が今後の臨床のヒントになったと確信しております。

OJがこれから進むべき道

OJがこれから進むべき道は、今後のインプラント業界が進むべき道であり、より高いモチベーションにより、アクティブで魅力的な場所であり続けることが重要です。国内のみならずグローバルな情報をいち早くキャッチし、正しく理解し共有していく、そして精度の高い治療を患者へ還元することで、「患者」「術者」「協力企業」にとっての「三方良し」を実現し発展していくことを願いつつ、日本を代表する情報発信源であるグループとして一致団結し、今後も鋭意努力して参る所存です。

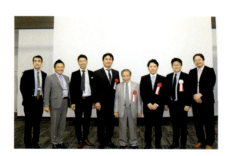
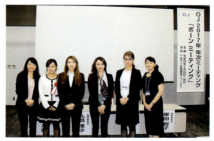

図1　歯科技工士セッション演者の集合写真。桑田先生をはじめ、歯科技工業界をリードする先生方から、日常の創意工夫やデジタルを活用した高精度の最新技術について講演いただきました。

図2　歯科衛生士セッション演者の集合写真。インプラント治療に欠かせないアシスタントワークならびにメインテナンスをどう徹底していくべきかを講演していただきました。

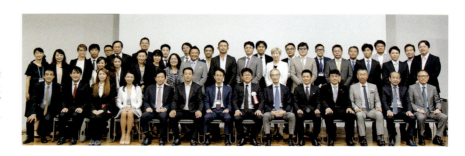

図3　本ミーティングの演者、役員および大会運営らによる集合写真。骨増生をはじめとした硬組織マネジメントというインプラントの必須要件についてさまざまな臨床上の視点から熱いセッションを繰り広げられた有益な会となりました。

Osseointegration study club of Japan
オッセオインテグレイション・スタディクラブ・オブ・ジャパン

CONTENTS

009 シンポジウム 1
今選択すべき骨増生マテリアルは?

- **010** 現在、GBRにおいて選択すべきマテリアルの考察 ———————— 宇毛　玲
- **016** 骨造成における骨補填材料としての自家骨vs異種骨 ———————— 木津康博
- **022** 自家骨移植をともなうインプラント治療のアシスタントワーク
　　　　————————————————————————— 小川勝久、郡司圭子
- **028** 垂直的骨造成の予知性を高めるために ———————————— 成瀬啓一

035 シンポジウム 2
安全・確実な骨増生のテクニックとトラブルシューティング

- **036** 骨欠損形態と部位に応じたGBR術式の選択 ———————————— 北島　一
- **042** 自家ブロック骨の特徴を生かした骨造成法 ———————————— 澤　裕一郎
- **048** 審美領域のインプラント治療における骨造成の注意点とリカバリー
　　　　————————————————————————— 寺本昌司、一柳通宣
- **054** 審美領域における抜歯即時インプラント埋入時の骨造成法とその長期的評価
　　　　————————————————————————————— 高井康博

055 教育講演

- **056** トラブル症例から学ぶ、安全なサイナスフロアエレベーション ———— 野阪泰弘
- **062** 骨造成法の基本的なエビデンスとその将来 ———————————— 矢島安朝

069 会員発表

070 鼻腔底下ブロック骨移植を併用したGBR法 ……………………… 山田陽子

076 荷重とインプラント周囲骨の相関性 …………………………… 八木原淳史

082 矯正的組織増生法を用いた低侵襲前歯部インプラント症例 ……… 丹野　努

088 健やかな顎口腔系を育成する試みとインプラント治療 ………… 上野博司

094 歯が残る時代の安全・確実なインプラント治療をめざして
　　　―抜歯後２ヵ月埋入の提案― ……………………………………… 佐藤憲治

100 上皮下結合組織を用いたインプラント周囲軟組織増生術
　　　―軟組織の厚みを獲得する必要性とそのタイミング― ………… 小田師巳

107 正会員コンテスト

108 矯正治療をともなったインプラント補綴の治療戦略 …………… 甘利佳之

114 垂直的骨増生における文献的考察と臨床応用 ………………… 新村昌弘

120 インプラント周囲炎の発症予防に配慮したインプラント周囲粘膜構築の考察
　　　………………………………………………………………………… 村川達也

126 矯正-歯周-インプラント-補綴治療の有機的連携を考察する ……… 岡田豊一

133 ハンズオンコースレポート

134 硬組織に対する知識・技術の深化を目的としたハンズオンコースが
　　　白鳥清人氏と石川知弘氏を迎えて開催される ………………… 三串雄俊

執筆者一覧 （五十音順、敬称略）

甘利佳之（アマリ歯科クリニック）

上野博司（上野歯科）

宇毛　玲（ウケデンタルオフィス）

岡田豊一（おかだ歯科医院）

小川勝久（小川歯科）

小田師巳（おだデンタルクリニック）

北島　一（北島歯科医院）

木津康博（木津歯科）

郡司圭子（小川歯科）

佐藤憲治（さとう歯科医院）

澤　裕一郎（IP ソリューション三共歯科）

高井康博（高井歯科医院）

丹野　努（丹野歯科医院）

寺本昌司（寺本デンタルクリニック）

成瀬啓一（成瀬歯科クリニック）

新村昌弘（にいむら歯科医院）

野阪泰弘（野阪口腔外科クリニック）

一栁通宣（デンテックインターナショナル）

三串雄俊（ファミーユ歯科）

村川達也（むらかわ歯科クリニック）

八木原淳史（ファミリー歯科医院）

矢島安朝（東京歯科大学）

山田陽子（デンタルサロン麹町）

16th ミーティング委員およびファウンダー （五十音順、敬称略／2017年7月30日時点）

会長
三好敬三

副会長
石川知弘、瀧野裕行、松島正和

特別顧問（常任理事兼任）
上田秀朗、岡田隆夫、木原敏裕、鈴木真名、夏堀礼二、水上哲也、宮本泰和

常任理事
梅津清隆、浦野　智、奥田裕司、勝山英明、金成雅彦、北島　一、工藤淳一、白鳥清人、新藤有道、高井康博、立木靖種、土屋賢司、寺本昌司、中田光太郎、林　美穂、日髙豊彦、牧草一人、矢野尚一、山下恒彦

ファウンダー
伊藤雄策、糸瀬正通、榎本紘昭、大塚 隆、小野善弘、河津 寛、河原英雄、小宮山彌太郎、佐藤直志、菅井敏郎、内藤正裕、中村公雄、中村社綱、波多野尚樹、細山 愃、本多正明、村上 斎、森本啓三、山﨑長郎

シンポジウム1
今選択すべき骨増生マテリアルは？

宇毛　玲 — AKIRA UKE

木津康博 — YASUHIRO KIZU

小川勝久 — KATSUHISA OGAWA
郡司圭子 — KEIKO GUNJI

成瀬啓一 — KEIICHI NARUSE

シンポジウム1

現在、GBRにおいて選択すべきマテリアルの考察

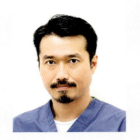

宇毛 玲　　Akira Uke　　（東京都開業）

1992年　明海大学歯学部卒業
2005年　ウケデンタルオフィス 開業
東京 SJCD 会員、EAO 会員、OJ 正会員

緒言

1959年、Hurleyらにより脊髄の癒合を治療する目的でGBRの原理の提唱[1]がされて以来、それを実用化するために歯科領域においてはさまざまな材料が開発された。現在検討されるGBRの材料を分類したものを図1に提示する。GBRの原理に基づいて材料を検討した場合、新生骨の形成の障害となる軟組織の内部増殖を抑制するためのバリアとしての吸収性メンブレンと非吸収性メンブレンがあり、その内部において骨の再生を促進させるために骨伝導能、誘導能、増殖能などを有する材料を設置する。それらには自家骨、他家骨、異種骨、代用骨がある（図1）。それらをいかに選択するかを本論文において、筆者の臨床経験とそれら材料に関連するエビデンスを踏まえて報告する。

自家骨におけるブロック骨移植

欠損部に対しての増生としてGBR以外の選択肢としてブロック骨移植が挙げられる。自家骨は骨伝導能、誘導能、増殖能にすぐれているが、ブロックで用いた場合にかなりの吸収があることが証明されている[2,3]。図2は水平、垂直的にブロック骨移植を行った4ヵ月後であるが、著明な吸収が生じている。このブロック骨の吸収を抑制するために、Buserらは吸収性メンブレンで自家骨をカバーする手法を報告した[4]。筆者もこれにならい、非吸収性メンブレンで自家骨をカバーしたところ良好な結果を得ることができたが、やはり自家骨採取にともなう合併症、偶発症は多数報告されており[5,6]、筆者の臨床においても患者がGBRを拒否しない限りはブロック骨移植は行わず、自家骨採取に際しては最小にしてなるべく低侵襲を心がけている。

バリアメンブレン（高分子膜）

ポリグルコライドやポリラクタイドなどを主成分としている。これら高分子膜は分解するときの異物反応により炎症が惹起し骨が再生しないことが過去に報告されているが[7,8]、近年の報告によればポリグリコール酸とトリメチルカーボネートとの共重合体を成分としているものはそれが改善されており[9]、2011年にもUrbanらも近年の高分子膜は水平的な骨再生に有効であると主張している[10]。

クロスリンクコラーゲンメンブレン

クロスリンクコラーゲンメンブレンは薬品やさまざまな手

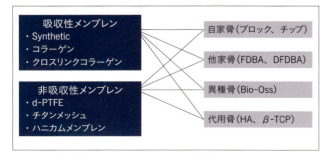

図1　現在、検討されるGBRのための材料。

現在、GBRにおいて選択すべきマテリアルの考察

宇毛 玲

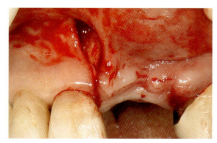
図2-a 移植後のフラップの裂開を防ぐために歯槽頂切開を入れず、上顎右側中切歯近心歯槽頂部から唇側にかけて縦切開を入れ、上顎左側犬歯部まで剝離した。

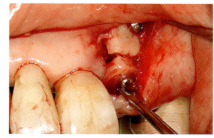
図2-b 水平・垂直的に歯槽骨の吸収が認められたのでブロック骨を歯槽頂部、唇側部に移植固定した。

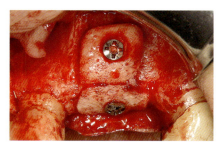
図2-c 移植後4ヵ月、著しい移植骨の吸収が認められる。

図3-a クロスリンクコラーゲンメンブレンでチタンメッシュを被覆した。

図3-b 6ヵ月後の二次手術時。クロスリンクコラーゲンメンブレンにはほとんど吸収を認めず、高いバリア効果が認められる。

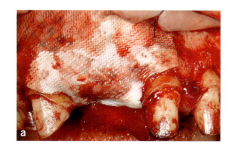

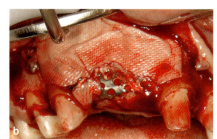

法によりメンブレンの吸収速度を延長し、メンブレンのバリア効果を持続させ骨再生の促進を狙ったものであるが、軟組織とのインテグレーションや生体親和性が劣り脈管系の再生も悪く[11]、一度露出するとかなりの量の骨を喪失するという報告がある[12]。しかし、筆者の臨床感においては際立ってメンブレンが露出しやすいとか再生骨が獲得できなかったという経験はない（図3-a、b）。

コラーゲンメンブレン

動物由来のコラーゲンメンブレンは長期にわたり研究され、軟組織とのインテグレーションや脈管系の再生も良好である[13]。しかし、筆者の臨床経験においては水平的骨増生においても非吸収性メンブレンと比較した場合には、非吸収性メンブレンのほうが骨増生が可能であると認識していたが、後のUrbanらの報告[10]によりその認識を改めた（図4-a～f）。

ソーセージテクニック

2011年、Urbanらはソーセージテクニックを用いて4～6ヵ月残留する高分子膜と自家骨細片とABBMを1：1の比率で混合し水平的に平均5.56mmの骨増生を獲得した[10]。2013年には約6週間で吸収するコラーゲンメンブレンと自家骨細片とABBMを1：1の比率で混合し同じくソーセージテクニックを行ったところ、水平的に平均5.68mmの骨増生を獲得した[14]。この2つのリサーチの結論として、遅延型メンブレンは水平的骨増生に必要でない可能性を示唆した[15]。筆者の臨床感として、ソーセージテクニックを使用することによりインプラント埋入に適する骨が獲得可能であり、仮にメンブレンが露出しても早期に吸収することにより感染が拡大しないことは大きな利点であるが、非吸収性メンブレンと比較した場合に移植材料の吸収が多く、予定している増生量よりもオーバーコレクションする必要がある。また外科手技に関しては、テクニックセンシティブである非吸収性メンブレンに適用するフラップデザイン、減張切開、縫合が必要であり、加えてメンブレンを固定するボーンタックの扱いには

■ シンポジウム1

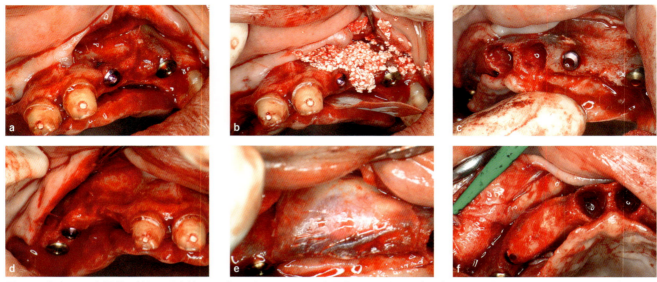

図4 -a〜f |2 3 4 欠損部に対して吸収性メンブレンとβ-TCPにて水平的GBRを行った(**a、b**)。6ヵ月後のリエントリー。骨の再生は認められなかった(**c**)。4 3 2|欠損部に対して非吸収性メンブレンとβ-TCPにて水平的GBRを行った(**d、e**)。6ヵ月後のリエントリー。十分な骨の再生が認められた(**f**)。

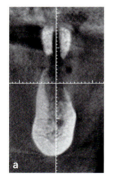 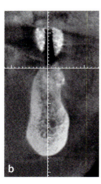 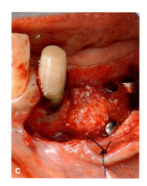 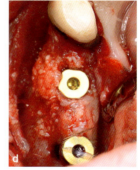

図5 -a〜d |5 相当部、抜歯後6ヵ月の治癒期間を置いたがインプラントの初期固定を獲得するには十分な骨が再生せず、ソーセージテクニックを行った(**a**)。6ヵ月後のCT所見、十分な骨が認められる(**b**)。リエントリー時。残存骨の同程度の硬さを有していた(**c**)。インプラント埋入時。頬側に十分な骨が認められる(**d**)。

熟練を要するため、このテクニックは非吸収性メンブレンを使用するGBRの簡易版ではないと認識している(**図5 -a〜d**)。

非吸収性メンブレン

1988年NymanらによりGBRのヒトに対するステージアプローチの研究[16]が開始されて以来、今日まで数々の研究によりGBRテクニックの可能性と予知性が報告されエビデンスは確立された。その中でCPTi foil reinforcement メンブレンによる垂直的GBRが1994年にSimionらによって試みられ[17]、1994年にはTintiらによって自家骨細片を用いて平均的垂直的骨の新生は4.95mmであったとの報告があり[18]、垂直的GBRの可能性が示唆された。2001年にはSimionらによって垂直的GBRを行った上顎前歯部のインプラントの荷重後5年間の成績が報告され、垂直的GBRによる再生骨はインプラント治療において既存骨に類似した反応を示すと結論づけた[19]。

これらのことによってバリアメンブレンにおけるGBRの再生骨の予知性が確立した。チタンメッシュを応用した垂直的骨増生に関しても有用性が高いことがこれまでの報告から示唆される[20、21]。以上より、筆者は垂直的骨増生には現在チタンメッシュとコラーゲンメンブレンを使用している。

現在、GBRにおいて選択すべきマテリアルの考察　　宇毛　玲

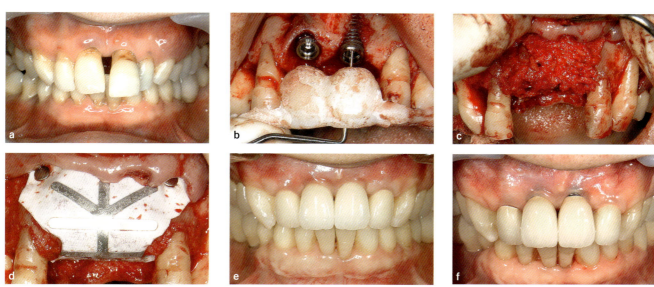

図6-a〜f　術前の状態。上顎両側中切歯重度歯周病によりホープレスの状態であった(**a**)。抜歯後、軟組織の治癒を待ちGBRと同時にインプラント即時埋入を行った(**b**)。移植材料は自家骨細片100%とした(**c**)。ePTFEメンブレンにて被覆(**d**)。最終補綴装置装着後1年、良好な審美性を獲得している(**e**)。最終補綴装置装着後10年、インプラント周囲軟組織からインプラント体が透けて確認できる。GBRにより再生された骨が吸収して喪失したと思われる(**f**)。

骨補填材料

　現在選択できる骨補填材料には代用骨、他家骨、異種骨、自家骨がある。代用骨にはHA、β-TCPなどがあり、それらは骨伝導能を有しているが、他材料と比較した場合、血液との濡れが悪く新生骨と付着せず、現在のところステージアプローチによる水平的または垂直的GBRの報告がない[22]。他家骨にはDFDBAやFDBAなどがあり骨伝導能、骨誘導能があり、BMPなどの骨形成タンパク質を有している可能性があるが、感染症の可能性が否定できず[23]、日本赤十字社はその移植を受けた者は永久に献血禁止としている。異種骨ではABBMなどが代表的である。骨伝導能のみを有しており、多孔質で血液との濡れも良好で、組織学的にも骨と接触する組織像を呈する[24,25]。また、その吸収速度は緩慢で術後10年でも13.3%と残存しており、ゆっくりと自家骨に置換されていく[26]。言い換えれば、その性質が増生された骨の長期安定に寄与していることが示唆される。

　最後に、自家骨は骨伝導能、誘導能、増殖能を有しているが移植材料として単体で使用すると吸収が著明であり(**図6-a〜f**)、ABBMと混合するほうが良好な結果が獲得できたという報告がある[27,28]。では、どのくらいの比率でABBMを混合すべきだろうか。Mordenfeldらはスプリットマウスデザイン研究において、ABBMと自家骨細片の比率を9:1と6:4として同顎片側ずつに移植材料として使用し、コラーゲンメンブレンで被覆し水平的GBRを行ったところ、後者のほうが有意差を持って良好であったと報告した[29]。加えて、前述したUrbanらはABBMと自家骨細片を1:1で混合しコラーゲンメンブレンでソーセージテクニックを行ったところ水平的に5.68mmの骨増生が可能であったと報告した[14]。また、HämmerleらはDBBMだけを使用しコラーゲンメンブレンでGBRを行ったところ、水平的に3.7mmの骨増生しか獲得できなかった[30]。

　よって、これまでのところDBBMに自家骨細片を6:4以上の比率で混合すべきことが示唆される。これに関して、**図7-a〜l**にて筆者の長期経過症例を提示する。

■ シンポジウム1

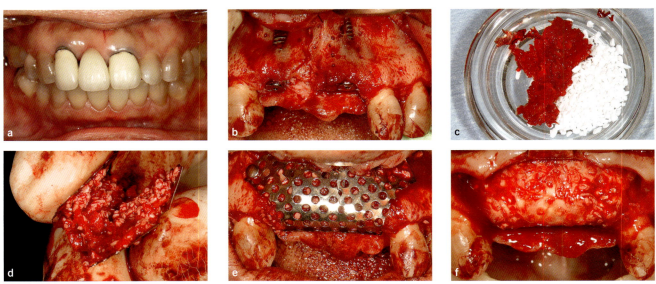

図7-a〜f 初診時、上顎前歯部ブリッジ支台歯が縁下う蝕により保存不可能なためインプラント治療となった（a）。2|1相当部にインプラントを埋入（b）。レイマスよりスクレーパーで自家骨を採取しDBBMと1：1の比率で混合した（c）。移植材料をチタンメッシュに充填して欠損部に適合させる（d）。ボーンタックにてチタンメッシュを固定（e）。6ヵ月後のリエントリー時。十分な骨の獲得が認められる（f）。

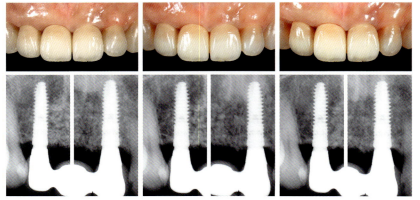

図7-g〜l 左から最終補綴装置装着直後、3年後、6年後。インプラント周囲の増生された骨が安定していることが認められる。

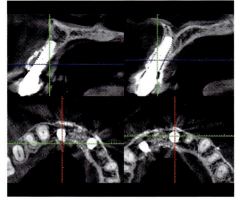

図7-m CT所見による最終補綴装置装着後3年（左）および6年（右）。CTにおいてもインプラント周囲の増生された骨が安定していることが認められる。

おわりに

　インプラント治療の発展にともない、この20年間でさまざまな材料や技術が脚光を浴びては儚く散っていった。その中で、われわれ臨床家は何を選択すべきか思い悩むところである。筆者は材料や技術を選択するにあたり、それらにエビデンスがあるかないか、自分の技術でそれを扱うことが可能かどうか、患者の要望、背景に適しているかなどを選択要件としてきた。これらの多角的視点から採用しなければ、患者、歯科医師双方に不利益を与える可能性があるためである。今後、さらなる技術革新により有用な材料、技術が登場することを祈念して本稿を終わる。

現在、GBR において選択すべきマテリアルの考察

宇毛　玲

参考文献

1. Hurley LA, Stinchfield FE, Bassett AL, Lyon WH. The role of soft tissues in osteogenesis. An experimental study of canine spine fusions. J Bone Joint Surg Am 1959;41-A:1243-1254.
2. Proussaefs P, Lozada J.The use of intraorally harvested autogenous block grafts for vertical alveolar ridge augmentation: a human study. Int J Periodontics Restorative Dent 2005;25(4):351-363.
3. Cordaro L, Amadé DS, Cordaro M. Clinical results of alveolar ridge augmentation with mandibular block bone grafts in partially edentulous patients prior to implant placement. Clin Oral Implants Res 2002;13(1):103-111.
4. Buser D, Ingimarsson S, Dula K, Lussi A, Hirt HP, Belser UC. Long-term stability of osseointegrated implants in augmented bone: a 5-year prospective study in partially edentulous patients. Int J Periodontics Restorative Dent 2002;22(2):109-117.
5. Nkenke E, Schultze-Mosgau S, Radespiel-Tröger M, Kloss F, Neukam FW. Morbidity of harvesting of chin grafts: a prospective study. Clin Oral Implants Res 2001;12(5):495-502.
6. Raghoebar GM, Louwerse C, Kalk WW, Vissink A. Morbidity of chin bone harvesting. Clin Oral Implants Res 2001;12(5):503-507.
7. Gotfredsen K, Nimb L, Hjørting-Hansen E. Immediate implant placement using a biodegradable barrier, polyhydroxybutyrate-hydroxyvalerate reinforced with polyglactin 910. An experimental study in dogs. Clin Oral Implants Res 1994;5(2):83-91.
8. Piattelli A, Scarano A, Coraggio F, Matarasso S. Early tissue reactions to polylactic acid resorbable membranes: a histological and histochemical study in rabbit. Biomaterials 1998;19(10):889-896.
9. Stavropoulos F, Dahlin C, Ruskin JD, Johansson C. A comparative study of barrier membranes as graft protectors in the treatment of localized bone defects. An experimental study in a canine model. Clin Oral Implants Res 2004;15(4):435-442.
10. Urban IA, Nagursky H, Lozada JL. Horizontal ridge augmentation with a resorbable membrane and particulated autogenous bone with or without anorganic bovine bone-derived mineral: a prospective case series in 22 patients. Int J Oral Maxillofac Implants 2011;26(2):404-414.
11. Rothamel D, Schwarz F, Sager M, Herten M, Sculean A, Becker J. Biodegradation of differently cross-linked collagen membranes: an experimental study in the rat. Clin Oral Implants Res 2005;16(3):369-378.
12. Park SH, Lee KW, Oh TJ, Misch CE, Shotwell J, Wang HL. Effect of absorbable membranes on sandwich bone augmentation. Clin Oral Implants Res 2008;19(1):32-41.
13. Paul BF, Mellonig JT, Towle HJ 3rd, Gray JL. Use of a collagen barrier to enhance healing in human periodontal furcation defects. Int J Periodontics Restorative Dent 1992;12(2):123-131.
14. Urban IA, Nagursky H, Lozada JL, Nagy K. Horizontal ridge augmentation with a collagen membrane and a combination of particulated autogenous bone and anorganic bovine bone-derived mineral: a prospective case series in 25 patients. Int J Periodontics Restorative Dent 2013;33(3):299-307.
15. Urban IA, Nagursky H, Lozada JL, Nagy K. Horizontal ridge augmentation with a collagen membrane and a combination of particulated autogenous bone and anorganic bovine bone-derived mineral: a prospective case series in 25 patients. Int J Periodontics Restorative Dent 2013;33(3):299-307.
16. Nyman S, Lang NP, Buser D, Bragger U. Bone regeneration adjacent to titanium dental implants using guided tissue regeneration: a report of two cases. Int J Oral Maxillofac Implants 1990;5(1):9-14.
17. Simion M, Trisi P, Piattelli A. Vertical ridge augmentation using a membrane technique associated with osseointegrated implants. Int J Periodontics Restorative Dent 1994;14(6):496-511.
18. Tinti C, Parma-Benfenati S, Polizzi G. Vertical ridge augmentation : What is the limit? Int J periodont Rest Dent 1996;16(3):221-229.
19. Simion M, Jovanovic S, Tinti c, Benfenati S. Long-term evaluation of Osseointegrated implants inserted ant the time or after vertical ridge augmentation : A Retrospective study on 123 implants with 1-5 year follow-up. Clin Oral Implants Res 2001;12(1):35-45.
20. Funato A, Ishikawa T, Kitajima H, Yamada M, Moroi H. A novel combined surgical approach to vertical alveolar ridge augmentation with titanium mesh, resorbable membrane, and rhPDGF-BB: a retrospective consecutive case series. Int J Periodontics Restorative Dent 2013;33(4):437-445.
21. Proussaefs P, Lozada J. Use of titanium mesh for staged localized alveolar ridge augmentation: clinical and histologic-histomorphometric evaluation. J Oral Implantol 2006;32(5):237-247.
22. Urban IA. Vertical and Horizontal Ridge Augmentation: New Perspectives. Berlin：Quintessence publishing co, 2017.
23. Mellonig JT. Donor selection,testing and inactivation of the HIV virus in freeze-dried bone allografts. Pract Periodontics Aesthet Dent 1995;7(6):13-23.
24. Berglundh T, Lindhe J.Healing around implants placed in bone defects treated with Bio-Oss. An experimental study in the dog. Clin Oral Implants Res 1997;8(2):117-124.
25. Piattelli M, Favero GA, Scarano A, Orsini G, Piattelli A. Bone reactions to anorganic bovine bone (Bio-Oss) used in sinus augmentation procedures: a histologic long-term report of 20 cases in humans. Int J Oral Maxillofac Implants 1999;14(6):835-840.
26. Simion M, Fontana F, Rasperini G, Maiorana C. Vertical ridge augmentation by expanded-polytetrafluoroethylene membrane and a combination of intraoral autogenous bone graft and deproteinized anorganic bovine bone (Bio Oss). Clin Oral Implants Res 2007;18(5):620-629.
27. McAllister BS, Margolin MD, Cogan AG, Buck D, Hollinger JO, Lynch SE. Eighteen-month radiographic and histologic evaluation of sinus grafting with anorganic bovine bone in the chimpanzee. Int J Oral Maxillofac Implants 1999;14(3):361-368.
28. Schlegel KA, Fichtner G, Schultze-Mosgau S, Wiltfang J. Histologic findings in sinus augmentation with autogenous bone chips versus a bovine bone substitute. Int J Oral Maxillofac Implants 2003;18(1):53-58.
29. Mordenfeld A, Johansson CB, Albrektsson T, Hallman M. A randomized and controlled clinical trial of two different compositions of deproteinized bovine bone and autogenous bone used for lateral ridge augmentation. Clin Oral Implants Res 2014;25(3):310–320.
30. Hämmerle CH, Jung RE, Yaman D, Lang NP. Ridge augmentation by applying bioresorbable membranes and deproteinized bovine bone mineral: a report of twelve consecutive cases. Clin Oral Implants Res 2008;19(1):19-25.

シンポジウム1

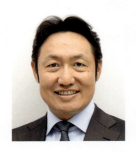

骨造成における骨補填材料としての自家骨 vs 異種骨

木津康博　Yasuhiro Kizu　（神奈川県開業）

1993年　東京歯科大学卒業
2007年　東京歯科大学オーラルメディシン・口腔外科学講座臨床講師
2008年　医療法人社団木津歯科理事長
2009年　東京歯科大学口腔インプラント学講座臨床講師
医療法人社団木津歯科 オーラル＆マキシロフェイシャル ケアクリニック横浜

はじめに

歯槽骨は歯の喪失により経時的に三次元的な骨吸収を生じ、インプラント治療を困難にさせることが多い。そのため、抜歯後顎骨へのインプラント治療では骨造成術が必要となる可能性が高い。

現在、骨造成術は自家骨や異種骨などの骨補填材料を使用し、再建・再生を行うことが主流である。とくに自家骨は移植した骨造成部で骨リモデリングが生じるため、再生に有効な骨補填材料と言える[1]。欠点として、自家骨採取が必要なためドナーサイトが存在し、手術侵襲は大きくなる。一方、異種骨による骨造成はドナーサイトを必要としないため、自家骨移植と比較して手術侵襲は少ない。しかし、異種骨は再建・再生において足場(scaffold)としての役割しかないため、十分な骨再生効果は期待できず、適応症例を厳密に選択する必要がある。これら骨造成術はいずれの術式においても、適応症選択と確実な術式が重要である。

そこで、自家骨および異種骨における骨造成術の適応範囲と術式の注意点について説明する。

抜歯後骨吸収と骨造成術

歯槽骨は抜歯後に三次元的骨吸収を生じる。Tan らはシステマティックレビューにおいて、抜歯後6ヵ月の歯槽骨吸収の平均値および吸収率は水平的に3.79mm、29〜63%であり、垂直的には1.24mm、11〜22%であると報告している[2]（**図1**）。そのため、インプラント治療の前処置として骨造成術を適応する症例は多くなる。

骨造成術の方法は、部位および骨欠損形態により異なる。とくに、最終補綴物の形態を考慮した場合、歯槽骨表面に骨造成を施行することも多い。その場合、おもに皮質骨上への骨造成となる顎堤形成術が行われ、移植材料の選択に対して十分な注意が必要となる。

移植材料の選択

骨造成術の移植材料には自家骨、異種骨、人工合成骨などの骨補填材料がある。インプラント治療前の骨造成では、インプラントとの骨結合を獲得するため、十分な骨再生を実現させる必要がある。そこで、骨欠損形態に対して、骨再生に必要な3つの生態能力である骨形成能(osteogenesis)、骨誘導能(osteoinduction)、骨伝導能(osteoconduction)を考慮し、骨造成の術式および移植材料の選択を行うことが重要となる。

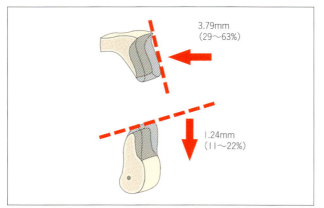

図1　抜歯後6ヵ月の骨吸収。平均値および吸収率は水平的に3.79mm、29〜63%であり、垂直的には1.24mm、11〜22%である[2]。

骨造成における骨補填材料としての自家骨 vs 異種骨

木津康博

表1 骨造成材料の骨再生に関する能力

	骨形成能	骨誘導能	骨伝導能
自家骨 Autograft	○	○	○
他家骨 Allograft	×	△	○
異種骨 Xenograft	×	×	○
合成人工骨 Alloplast	×	×	○

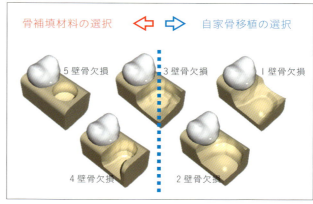

図2 筆者の骨欠損分類。欠損部の骨壁を5～1壁に分類し、骨再生の難易度を示している。2～3壁骨欠損で、移植材料の選択を慎重に検討する必要性がある。

　骨形成能とは骨の新生能力、骨誘導能とは骨芽細胞を誘導する能力、骨伝導能とは骨形成に必要な足場となる能力である。

　自家骨にはこれら3つの生態能力がすべて備わっているため、骨造成には有利である。一方、Bio-Ossなどの異種骨や人工合成骨には、骨形成に必要な足場となる骨伝導能しかない（表1）。つまり、骨造成に使用する材料としては自家骨がゴールドスタンダードであることは間違いない[1]。しかし、骨採取の手術侵襲、骨採取部位の合併症[3]、術後の経時的な骨吸収[4]など問題も多い。

　そこで、骨欠損分類を用いてインプラントが既存骨内に埋入可能かどうかを検討することにより、これらデメリットを回避することが可能な異種骨や人工合成骨などを用いた骨造成術を選択することも推奨する。

骨欠損分類

　骨欠損分類とは、インプラント埋入予定部位に存在している既存骨壁数の分類である。筆者は1～5壁の骨分類を用いており、既存骨壁が多いほどインプラント周囲に既存骨が存在する可能性が高い。

　インプラント表面に直接接触する移植材料は、骨形成能を有している自家骨が有利なことを考えると、残存骨壁が少ない症例には自家骨移植を応用する。一方、3壁骨欠損以上ではインプラント体周囲に既存骨が多く存在し、骨補填材料も適応と考える。

　このことから、筆者は2～3壁骨欠損で自家骨とそれ以外の骨補填材料の選択に境界があると考えている（図2）。

症例供覧

症例1：自家骨移植による骨造成術（図3～7）

　患者は55歳、男性。前歯欠損部の補綴治療を希望して来院した。上顎右側犬歯欠損部とCT、X線診査にて水平・垂直的骨欠損を認めた。骨欠損分類では1～2壁骨欠損と診断し、インプラント表面の大部分は移植材料が接することが予想されたため、自家骨移植による骨造成術の適応と判断した（図3）。

　CT画像にて骨造成必要量を測定し、局所麻酔下で右側下顎枝外側より7×10×7mmのL字型骨を超音波骨切削器（VarioSurg®）にて採取した。既存骨表面は超音波骨切削器にて十分に掻爬し、軟組織除去と新鮮骨面の露出を行った。移植骨は骨欠損部に近似した形態に整形し、1.3×10mmのチタン製マイクロスクリューにて既存骨に固定した。その隙間には異種骨（非吸収性骨再生用材料：Bio-Oss）を充填し、吸収性人工膜にて被覆し、線維芽細胞の早期侵入を防止した（図4、5）。

　術後6ヵ月にガイデッドサージェリーにてインプラント埋入、その4ヵ月後に最終上部構造を装着した（図6）。

　現在4年以上経過しているが、硬・軟組織ともに吸収など異常所見は認められず、良好に経過している（図7）。

17

シンポジウム1

症例1：自家骨移植による骨造成術（図3〜7）

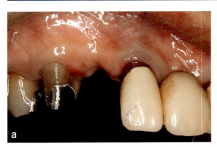
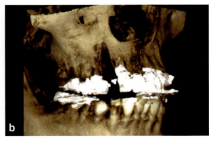
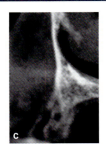

図3-a〜c　口腔内およびCT画像。3部に1〜2壁骨欠損を認める。

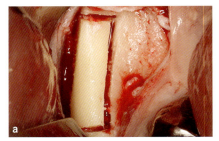
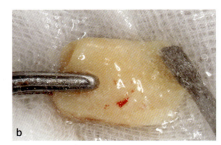
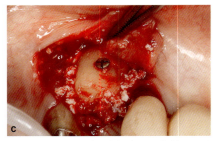

図4-a〜c　右側下顎枝外側よりブロック骨採取。採取骨を3部の骨欠損部形態に近似するように整形し、1〜2壁骨欠損部へ骨移植および異種骨を充填する。

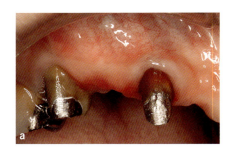
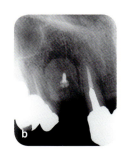

図5-a、b　術後口腔内およびX線写真。3部の良好な顎堤形態、骨形態を認める。

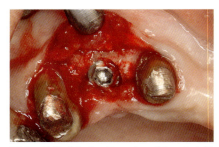
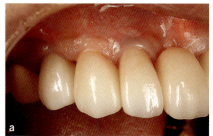

図6　骨造成後6ヵ月にインプラントを埋入した。インプラント唇側に2mm以上のリモデリングした移植骨を認める。

図7-a、b　上部構造装着後4年の口腔内およびX線所見。NobelProcera Zirconia Abutment＆オールセラミッククラウンで最終上部構造を製作した。周囲粘膜、骨に明らかな吸収は認められない。

骨造成における骨補填材料としての自家骨 vs 異種骨

木津康博

症例2：異種骨を用いた骨造成術（図8〜19）

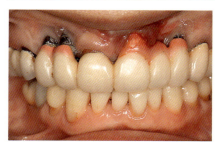

図8　初診時口腔内。上顎前歯部の重度インプラント周囲炎と歯周炎を認める。

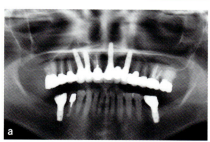

図9-a〜c　同X線写真。インプラント周囲の重度骨吸収像を認める。

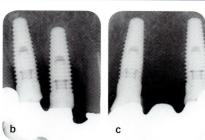

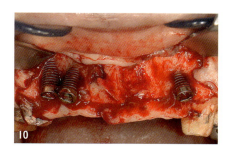

図10　インプラント除去術および抜歯を行い、異種骨(Bio-Oss)を用いた抜歯窩保存療法を施行した。

図11　インプラント除去および抜歯窩保存療法後3ヵ月経過。理想的な形態のプロビジョナルレストレーションと比較して、顎堤の形態が不良であることが認められる。

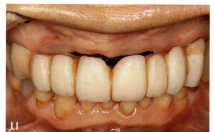

図12-a、b　CT所見(3|3部のNobelClinician画像)。3|3部の2〜3壁骨欠損を認める。シミュレーションでは2〜3壁骨欠損が存在しているため、インプラント唇側の骨量は不十分である。

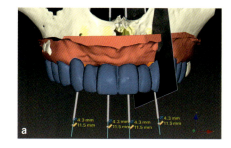

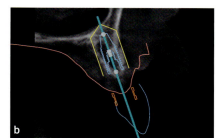

症例2：異種骨を用いた骨造成術（図8〜19）

患者は70歳、女性。上顎前歯部の違和感と審美障害を主訴に来院した。上顎前歯部の重度インプラント周囲炎と歯周炎を認めた（図8、9）。インプラント除去および抜歯後に異種骨（非吸収性骨再生用材料：Bio-Oss）を用いた抜歯窩保存療法を施行した（図10）。

術後3ヵ月に理想的な最終上部構造形態をワックスアップし、NobelClinicianを使用してインプラント埋入シミュレーションを行った。骨欠損分類は2〜3壁骨欠損と診断し、インプラント表面の大部分は既存骨に接することが予想されたため、自家骨または異種骨による骨造成術の適応と判断した（図11、12）。

シンポジウム 1

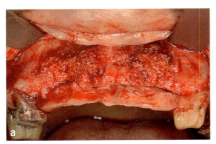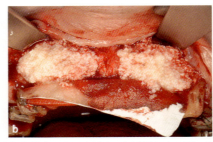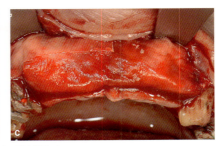

図13-a〜c　異種骨（Bio-Oss）と AFG の混和材料を既存骨上に密に充填し、L-PRF および Bio-Gide で被覆した。

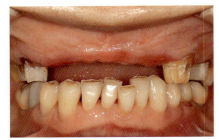

図14　骨造成後6ヵ月の口腔内。顎堤形態は良好である。

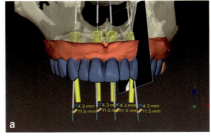

図15-a、b　CT 所見（|3 部の NobelClinician 画像）。インプラント埋入シミュレーションを行った。理想的な位置のインプラントに対して、唇側の骨量は骨造成により 2 mm 以上存在していて良好である。

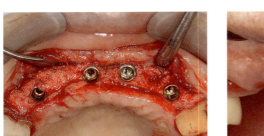

図16　骨造成後6ヵ月にインプラント（Parallel CC® RP）を4本埋入した。インプラント周囲の骨造成部には、十分量の骨形成を認める。

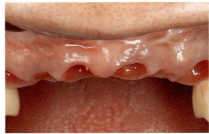

図17　インプラント埋入後6ヵ月。上顎前歯部の良好な顎堤形態を認める。

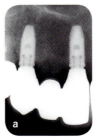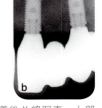

図18-a、b　上部構造装着後 X 線写真。上部構造に適した理想的なインプラントおよび骨形態を認める。

　骨造成術時には既存骨表面を超音波骨切削器にて十分に掻爬し、軟組織除去と新鮮骨面の露出を行った。Bio-Oss は自己フィブリノーゲン（AFG：Autologous Fibrinogen Glue）と混和し骨表面上に密に十分量を充填した。さらに白血球を含有した濃縮血小板フィブリン（L-PRF：Leukocyte - Platelet Rich Fibrin）および人工膜（Bio-Gide）で異種骨上を被覆した（図13）。インプラント治療のための組織再生術では、AFG、L-PRF など成長因子を含有した自己生体材料は有効である

ことは、すでに in vivo および in vitro の研究[5]や臨床症例[6,7]で報告されている。つまり、骨伝導能しか有さない異種骨は足場の役割しかないため、このような成長因子を含有した自己生体材料を併用して骨造成術を行うことにより骨誘導能を有する可能性があり、骨再生に有効と考えている。
　術後6ヵ月にガイデッドサージェリーにてインプラント埋入術を施行した（図16〜18）。骨結合を確認した後に最終上部構造を装着し、良好に経過している（図19）。

骨造成における骨補填材料としての自家骨 vs 異種骨

木津康博

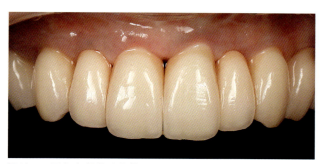

図19-a　最終上部構造装着。NobelProcera Zirconia ASC Abutment & ジルコニアブリッジをスクリュー固定。

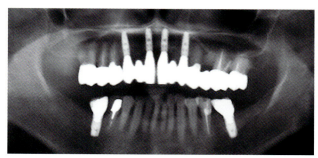

図19-b　同パノラマX線写真。

まとめ

　筆者は骨造成術における造成材料の選択を、インプラント周囲の既存骨量、つまり骨欠損分類にて判断している。2～3壁骨欠損を境界線として、インプラントの大部分が既存骨に接触する場合には異種骨などの骨補填材料をおもに用い、それ以外の場合には自家骨を用いた骨造成術を施行する。

　骨再生に必要なモデリングおよびリモデリングの原理を理解したうえで、手術方針を選択し、適切で愛護的な硬・軟組織処置による骨造成手術を行うことが重要といえる。

参考文献

1. Sakkas A, Wilde F, Heufelder M, Winter K, Schramm A. Autogenous bone grafts in oral implantology-is it still a "gold standard"? A consecutive review of 279 patients with 456 clinical procedures. Int J Implant Dent 2017;3(1):23.
2. Tan WL, Wong TL, Wong MC, Lang NP. A systematic review of post-extractional alveolar hard and soft tissue dimensional changes in humans. Clin Oral Implants Res 2012;23 Suppl 5:1-21.
3. Cordaro L, Torsello F, Miuccio MT, di Torresanto VM, Eliopoulos D. Mandibular bone harvesting for alveolar reconstruction and implant placement: subjective and objective cross-sectional evaluation of donor and recipient site up to 4 years. Clin Oral Implants Res 2011;22(11):1320-1326.
4. Widmark G, Andersson B, Ivanoff CJ. Mandibular bone graft in the anterior maxilla for single-tooth implants. Presentation of surgical method. Int J Oral Maxillofac Surg 1997;26(2):106-109.
5. Takeda Y, Katsutoshi K, Matsuzaka K, Inoue T. The Effect of Concentrated Growth Factor on Rat Bone Marrow Cells In Vitro and on Calvarial Bone Healing In Vivo. Int J Oral Maxillofac Implants 2015;30(5):1187-1196.
6. 木津康博. 再生医療新法でインプラント治療はどう変わる？ Quintessence DENT implantol 2015; 22(3): 34-39.
7. 木津康博. L-PRF(Leukocyte-Platelet Rich Fibrin)を用いた組織再生術の臨床応用. In: 水上哲也(監修). インプラントのための軟組織マネジメントを極める. オッセオインテグレイション・スタディクラブ・オブ・ジャパン 15thミーティング抄録集. 東京：クインテッセンス出版，2017; 70-75.

シンポジウム1

自家骨移植をともなうインプラント治療のアシスタントワーク

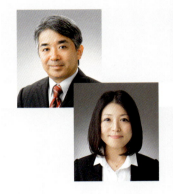

小川勝久 (Katsuhisa Ogawa)[*1,2]　郡司圭子 (Keiko Gunji)[*1]

*1 医療法人社団清貴会　小川歯科・天王洲インプラントセンター
*2 神奈川歯科大学　口腔統合医療学講座 補綴・インプラント学　客員教授

はじめに

骨移植をともなうインプラント治療は高度な外科処置であり、手術を担当する歯科医師や麻酔医、歯科衛生士だけでなく、歯科技工士、歯科助手や受付を含めた医院・チームとしての対応や準備および心構えがより一層大切となる[1]。手術にあたって、歯科医師はCTや光造形模型などから術式の確認やシミュレーションを行い、歯科衛生士は口腔内の環境を清潔に保つことはもちろん、使用する器具・機材の準備を行う。歯科技工士は診断用ワックスアップやサージカルガイドの作成を行い、受付スタッフは事前に患者さんと予約の確認を行いながら、手術への不安や心配を取り除くように配慮しなければならない。つまり、医院・チームとして手術内容や知識を理解して共有することが必要である（図1）。

本稿では、自家骨採取とその骨移植手術における臨床的注意点と、サポートにあたるスタッフとのアシスタントワークについて述べる。

自家骨採取とピエゾサージェリー

従来の自家骨採取法や骨整形はトレフィンバーやマイクロソーを用いて、下顎枝前縁やオトガイ部から採取されてきた。しかしながら、これらの外科器具では効果的に骨の切除や採取ができる反面、近接する軟組織への裂傷や合併症を引き起

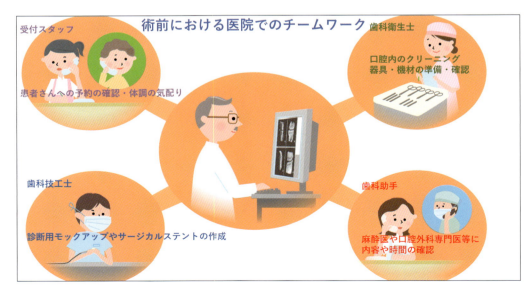

図1　手術には歯科医師や歯科衛生士だけでなく、歯科技工士・歯科助手や受付スタッフのチームワークが欠かせない。（文献1より引用・改変）

自家骨移植をともなうインプラント治療のアシスタントワーク　　小川勝久　郡司圭子

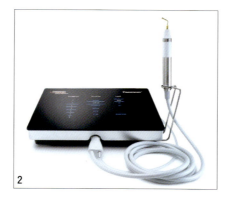
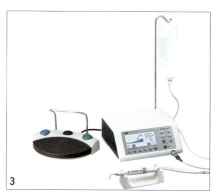

図2　メクトロン社製のピエゾ機器。

図3　ナカニシ社製のピエゾ機器。

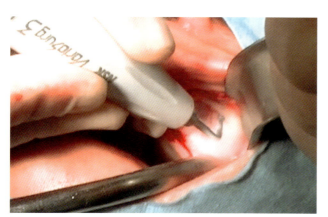

図4　ピエゾを用いたサイナスフロアエレベーション時の開窓。

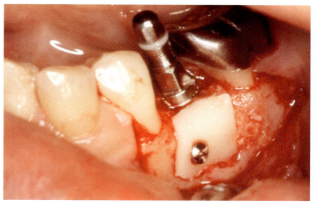

図5　ピエゾサージェリーでは、母床骨との連続性をもつ繊細な骨移植も可能となる。

こす危険性があり、また器具の振動は患者の外科的不安感や術者への精神的ストレスを与えてしまう。

　一方、ピエゾサージェリーでの骨への外科処置は、28〜32kHzの低周波で20〜70μmの微振動から骨切除や骨整形が行えるだけでなく、軟組織に損傷を与えない安全性も有している（図2、3）。この特性を活かして、サイナスフロアエレベーションや骨切除や骨整形に用いられている[2〜5]。また、チップには多くの形状があり、口腔内の深部でも正確で無理のない操作が行え、抜歯や歯周外科、矯正治療・根管治療などにも広く応用されている（図4、5）。

ピエゾサージェリーを用いて前鼻棘からブロック骨を採取した症例

　上顎前歯部欠損で骨移植が必要となる場合、前鼻棘からの自家骨採取は手術域が同一部位のため同じ骨質での移植となる。手術の難易度は高いものの、下顎骨からの骨採取に比べて低侵襲な骨移植手術であるといえる。以下に症例を供覧する。

　患者は40歳男性で、2009年3月に来院した。CT所見にて、上顎右側切歯部の骨欠損に対し鼻腔底下部・前鼻棘周辺に十分な骨量を認めたことから、ピエゾサージェリーを応用したブロック骨移植を併用したインプラント治療を行った。骨切り用チップを用い、骨欠損に相当する大きさのブロック骨を当該部から採取した（図6-a、b）。移植では、母床骨・ブロッ

■ シンポジウム1

ピエゾサージェリーを用いて前鼻棘からブロック骨を採取した症例（図6）

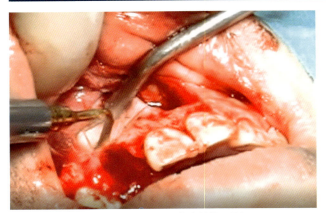

図6-a　ピエゾサージェリーによる前鼻棘部の骨切り。

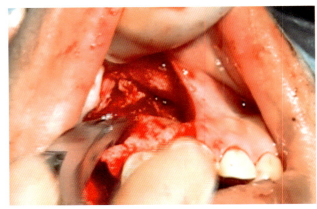

図6-b　鼻腔底下部からの海綿骨を採取した。

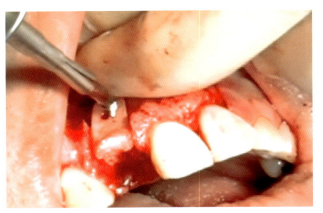

図6-c　ボーンスクリューにて確実な固定を行う。

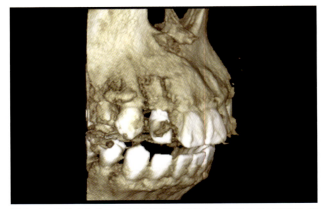

図6-d　術後8年後のCT 3D画像。移植した周囲の骨は安定していると思われるが、前鼻棘部の先端部は回復されていない。

ク骨ともに過不足ないように形態を正確に調整しボーンスクリューにて固定（**図6-c**）、6ヵ月の治癒期間を待ってからインプラント埋入を行った。

　術後8年を経過した今でもインプラントや周囲骨量は安定しており、骨採取による顔貌の変化や違和感はまったく認められない。しかし、採取した前鼻棘部の一部（先端部）は骨量の回復が認められず、さらなる配慮が必要と思われた（**図6-d**）。

陥凹した上顎前歯部に対する下顎枝前縁からの自家骨採取とアシスタントワーク

　自家骨採取時には、歯科医師・歯科衛生士だけでなく、歯科技工士・歯科助手・受付も含め、チームとして手術内容や知識を理解し共有することが肝要で、必須でもある。そのため、手術スタッフとしての歯科衛生士や歯科助手らと一緒に、モデルサージェリーを行うことを筆者は勧めている。

　モデルサージェリーでは、下顎大臼歯部・頬棚から自家骨の採取を計画し、CTから実寸大の光造形モデルを製作し、手術のシミュレーションを行った（**図7～9**）。こうして手術内容や手順、ピエゾ機械や使用するチップの確認が手術スタッフと共有できる[6]。

　実際の手術では、手術アシスタントは安易に喉の奥にバキュームを入れてはならず、ミラーでの舌の排除にも気を配りながら、術者の骨切りチップの動きを妨げないようにバキュームのタイミングや位置に注意している（**図10**）。

自家骨移植をともなうインプラント治療のアシスタントワーク

小川勝久　郡司圭子

陥凹した上顎前歯部に対する下顎枝前縁からの自家骨採取とアシスタントワーク（図7～17）

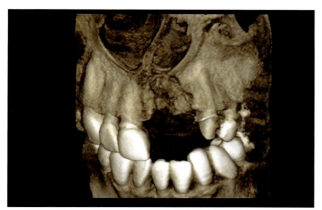

図7　鼻腔底下部にも及ぶ上顎前歯部の大きく陥凹したCT3D画像。

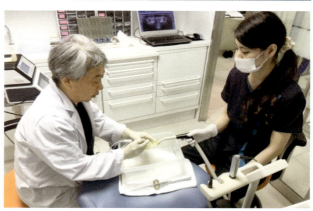

図8　ピエゾ機器と光造形模型を用いたモデルサージェリー。

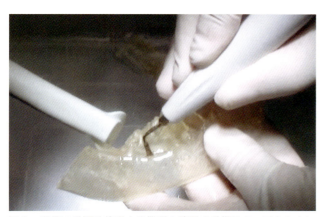

図9　手術の手順や使用する機器の確認を手術スタッフとともに行える。

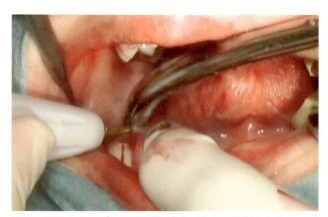

図10　骨切りチップの動きを妨げず、患者に苦痛を与えないバキュームの位置とタイミングが大切である。

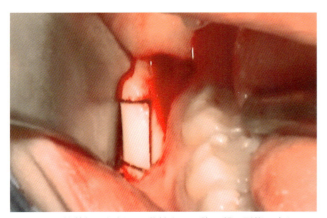

図11　下顎枝前縁の頰側から移植される陥凹部の形態に合わせて若干大きめに骨切りを行う。

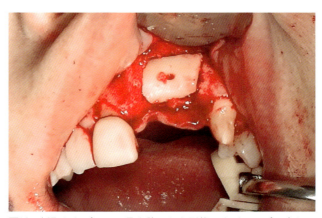

図12　採取したブロック骨を陥凹した形態およびサイズに合わせて固定する。

シンポジウム1

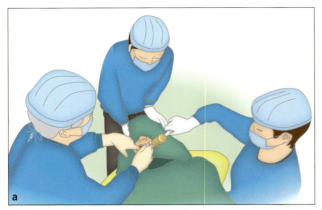 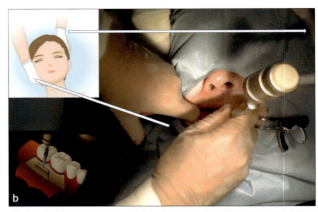

図13-a、b 下顎枝前縁からの自家骨ブロック骨採取時の医師・手術スタッフの位置関係。後方アシスタントの患者の頭部や顎の固定は重要である。

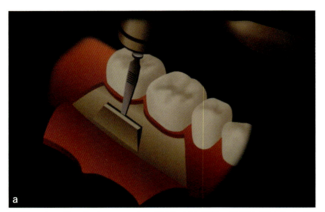 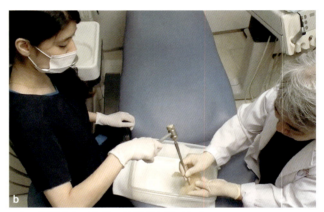

図14-a、b 骨ノミとマレットの使用では実際の手術を想定した手術スタッフとの呼吸合わせなどの練習が大切である。

　骨切りは、移植される陥凹部の形態や大きさに配慮して正確に行ったのち、骨ノミとマレットを用いて採取する（**図11、12**）。この骨ノミとマレットの使用にも、あらかじめ担当するアシスタントと、叩く強さや呼吸合わせのための練習が必要である（**図13、14**）。さらに、患者の顎を保護するために別のアシスタント（第三助手）にも患者の頭部や顎を押さえる理由や位置を理解してもらう必要がある。

　縫合のアシスタントも重要で、スタッフも手術する側に立つとその難しさや手順を知ることができるため、歯科助手・歯科衛生士を含め手術スタッフ同士でのトレーニングは有効である（**図16**）。

　特に開口器に糸が絡んだり、血液が持針器に付着したりして糸の滑りが悪くなることもあるので、アシスタントはピンセットでドクターの持針器の糸を滑らせるなどの気配りが大切である（**図17**）。

 おわりに

　「歯科助手であっても手術に携わる一員として責任をもち、自分が患者ならこんな説明を聞きたい、してもらいたい配慮を考え、さらに自分が術者なら手術に対応できるような知識を身に付け、気配りができるようなアシスタントワークを心がけていきたい」との共同演者・郡司の言葉をまとめの言葉とする。

自家骨移植をともなうインプラント治療のアシスタントワーク　小川勝久　郡司圭子

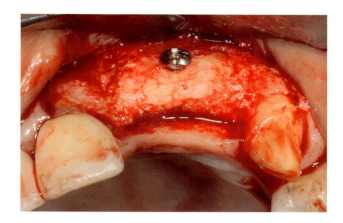

図15　ブロック骨移植後6ヵ月。良好な形態・大きさに回復している。

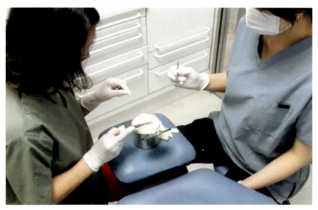

図16　スタッフ同士の練習によって手順や気配りが生まれる。

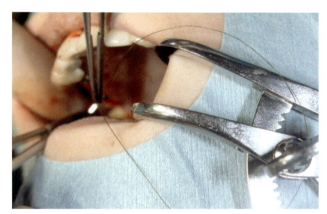

図17　開口器に糸が絡むことのないように配慮する。

参考文献

1. 中島 康，柏井信子，小川勝久（監著）．別冊 歯科衛生士 新版 みるみる理解できる 図解スタッフ向けインプラント入門．東京：クイテッセンス出版，2016．
2. Vercellotti T. Piezoelectric surgery in implantology: A case report-A new piezoelectric ridge expansion technique. Int J Periodontics Restorative Dent 2000;20(4):358-365.
3. Vercellotti T, Nevins ML, Kim DM, Nevins M, Wada K, Schenk RK, Fiorellini JP. Osseous response following resective therapy with piezosurgery. Int J Periodontics Restorative Dent 2005;25(6):543-549.
4. Stübinger S, Kuttenberger J, Filippi A, Sader R, Zeilhofer HF. Intraoral piezosurgery: preliminary result of a new technique. J Oral Maxillofac Surg 2005;63(9):1283-1287.
5. Sohn DS, Ahn MR, Lee WH, Yeo DS, Lim. SY. Piezoelectric osteotomy for intraoral harvesting of bone blocks. Int J Periodontics Restorative Dent 2007;27(2):127–131.
6. 小川勝久．骨モデル 光造形模型新・臨床に役立つすぐれモノ．デンタルダイヤモンド2009;34(15):142-145.

シンポジウム1

垂直的骨造成の予知性を高めるために

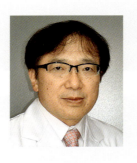

成瀬啓一　Keiichi Naruse　（山形県開業）

1984年　松本歯科大学卒業
1989年　成瀬歯科クリニック開業
2011年　歯学博士号取得
松本歯科大学インプラントセンター臨床教授、日本口腔インプラント学会専門医、ICOI指導医、DGZI指導医、日本臨床歯周病学会認定医、日本臨床歯周病学会歯周インプラント認定医

はじめに

筆者は2005～2012年に行われたOJミーティングにおいて、垂直的骨造成についての講演を6回行った[1、2]。筆者の骨造成の特徴は、骨補填材料のみで行うことである。

本稿では過去の症例をレビューし、解説していきたい。また、患者の外科的侵襲を軽減するために、複合骨補填材料のみで垂直的骨造成が可能なことを検証する。

骨造成の変遷

1970年代から2000年にかけて、垂直的骨造成は自家骨で行われてきた。下顎枝、オトガイ、脛骨などの採骨部位（ドナーサイト）から骨が採取された。腸骨移植とチタンメッシュトレーを使った方法、自家骨ブロック移植材料を受容骨へスクリューで固定する方法、仮骨延長術が報告されている。しかし、垂直的骨造成を行った部位は、経年的に骨が吸収してしまうと言われており、そのため、垂直的骨造成の予知性は低いのではないかとも言われていた。

その後、骨補填材料とバリアメンブレンを使用した方法[3]、骨補填材料とチタンメッシュを使用した方法[3～6]、あるいは筆者が普段行っている数種類の骨補填材料を混合して使用した方法の報告がなされ、これらの予後は良好である。

自家骨移植の利点と欠点

自家骨には、骨形成能、骨誘導能、骨伝導能があり、安全で確実性がある。しかし、欠点としては、手術部位の他にドナーサイトが必要である。ドナーサイトの外科的侵襲は手術部位と同等、あるいはそれ以上である。また、感染などの合併症のリスクが高くなる、採骨量に限界がある、手術時間が長くなるなどの点も挙げられる。

骨補填材料の種類と使用について

骨補填材料は自家骨、同種他家骨、異種骨、人工骨の4つに分類される。

また、材料により化学合成材料あるいは生物由来材料に大別される。現在日本では、ウシ骨、非吸収性HA、吸収性のβ型リン酸三カルシウム（β-TCP）の購入が可能である。筆者は日本で販売されている骨補填材料に優劣はないと感じている。そのため、骨補填材料の選択は患者の希望を第一選択にしている。生物由来の骨補填材料を希望しない場合は、化学合成された骨補填材料を使用している。筆者の経験では、生物由来の骨補填材料を使用したほうが、予知性が高いと感じている。

骨補填材料のみで垂直的骨造成が可能な理由

症例1、2は、重度歯周病による歯槽骨の吸収に対して、複合骨補填材料およびこれらの骨補填材料により誘導された新生骨を用いて、垂直的および水平的に骨造成を行ったものである。

その結果、垂直的に15mm、水平的に10mmの骨造成が可能となった。骨造成量は、インプラントを適切な位置に埋入するのに十分な量であり、インプラント間の歯間乳頭を骨組織で再建するためにも有用であった。

垂直的骨造成には、歯槽頂部における新生骨の誘導が必要

垂直的骨造成の予知性を高めるために

成瀬啓一

症例1：戦略的抜歯を行いチタンマイクロメッシュを用いて垂直的骨造成を行った症例（図1〜17）

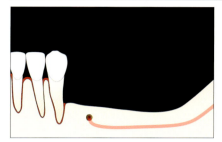

図1　骨欠損部に隣接する残存歯の歯槽骨に吸収がある。

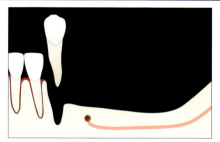

図2　残存歯（歯周病罹患歯）の戦略的抜歯を行う。

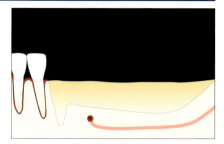

図3　残存歯（歯周病罹患歯）の戦略的抜歯を行うことにより、隣接する歯の健全歯槽骨頂の高さまで骨造成を行うことができる。

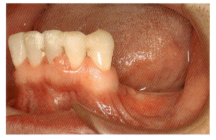

図4　初診時の術前口腔内写真。CTによる放射線学的診断によって広範で進行した骨吸収が下顎左側犬歯、歯頸部に認められた。インプラント埋入による神経麻痺を避け、正常咬合を得るために骨造成が必用であると診断された。下顎左側犬歯の遠心歯槽骨は高度の骨吸収があるため、側切歯遠心歯槽骨頂まで垂直的骨造成を行うには抜歯が必要と診断された。

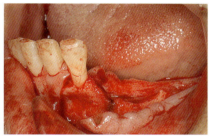

図5　歯周病に罹患していた|3の抜歯を行い、粘膜の治癒を待って粘膜切開剥離を行った。オトガイ孔の位置は粘膜骨膜剥離子によって注意深く確認された。|2遠心歯槽骨頂は歯周病に罹患していないため、高い位置に存在している。出血を促すためにラウンドバーにて20ヵ所のデコルチケーションを行った。

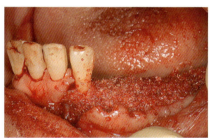

図6　PRPと骨補填材料（非吸収性HA、吸収性HA、DFDBAをそれぞれ1：2：2の比率で配合）を混ぜ、|2遠心歯槽骨頂の高さまで約15mm盛り上げ、レトロモラーパッド（臼後歯隆起）までその高さを維持した。その後、生理的組織接着剤のベリプラストで固めた。PRPの利点は、骨補填材料の操作性を良くし治癒を早めることである。

である。骨形成細胞である骨芽細胞は、未分化間葉系幹細胞に由来する。これらの未分化間葉系幹細胞は、結合組織、脂肪、筋肉、そして骨に分化する多分化能を有する細胞である。新生骨の再生のためには、歯槽頂部ある骨膜の存在が重要であり、骨膜に存在する未分化間葉系幹細胞に由来する骨芽細胞が鍵を握っている可能性が考えられる。

　骨補填材料のみで骨造成を行うことには、いくつかの利点がある。骨吸収の著しい症例は、本来であれば自家骨移植が適応となろう。しかし、この方法で顎骨再建を行う場合、腸骨からの骨採取が必要になり、外科的侵襲が大きく、感染のリスクも高くなる。しかし、骨補填材料のみで顎骨の再建ができるならば、それらの欠点が軽減され、患者の受ける利益は大きい。

　次に、骨補填材料のみで垂直的骨造成が可能な理由について考察する。垂直的骨造成を自家骨のみで行った場合には、造成された骨はその後、経時的に吸収してしまうことが報告されている。骨の再生においては、骨の形成と同じスピードで骨補填材料が吸収され、骨に置換されるのが理想である[7]。しかしながら、骨補填材料の吸収が骨形成に比較して著しく早い場合には、望ましい骨の形態を維持するのが困難となる。つまり、一定期間吸収されずにその部位に存在し、骨の形態を維持する骨補填材料が必要になってくる[8]。

　そこで、非吸収性と吸収性の骨補填材料を混ぜることにより、骨形成を目指す局所において、適切な足場、骨芽細胞に分化する未分化間葉系幹細胞、そして血液中に存在する各種増殖因子やサイトカインの三者が存在する状況を構築すると、従来不可能であると考えられてきた垂直的骨造成は可能となる。これらの骨補填材料の具備すべき条件としては、多孔性が挙げられる。その多孔質の部分に各種増殖因子やサイトカインおよび骨芽細胞などが侵入し、骨補填材料の内外に骨が形成されれば、正常な形態を維持している生きた骨組織が再生することになる。

シンポジウム1

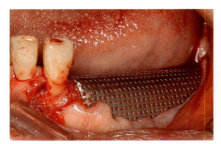

図7 チタンマイクロメッシュを成形して被覆した（厚さ0.1mm）。緊張のない粘膜骨膜弁にするため減張切開を行い、上方へ40mm牽引し、粘膜骨膜弁は、4-0のGo-re-Texスーチャーを使用し単純縫合と水平マットレス縫合で閉鎖された。

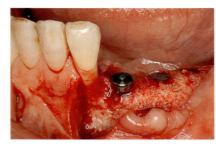

図8 犬歯、第一小白歯、第二小白歯にそれぞれ、直径4mmで長さが14mm、12.5mm、12.5mmのインプラントを埋入した。

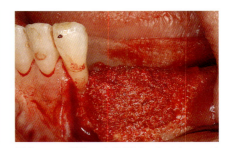

図9 この部位は審美領域であるため、ドリルに付着した骨を使用し、歯間乳頭様組織を再建するためにインプラントのプラットフォームから3mm上方に垂直的骨造成を行った。

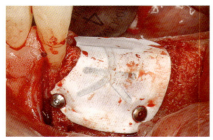

図10 チタン強化型のePTFE非吸収性メンブレンでカバーし、タックピンで固定した。

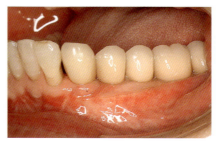

図11 上部構造装着時の口腔内写真。審美的な上部構造が装着された。

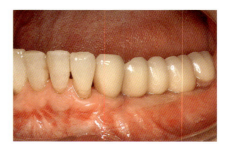

図12 骨造成後11年経過した口腔内写真。骨の吸収はみられない。インプラントはすべて骨造成部に単独で埋入されている。

また、症例1および2では、骨補填材料を隣在歯の歯槽骨頂まで盛り上げ、チタンマイクロメッシュで被覆した。骨補填材料を保持するためには、メンブレンまたはチタンマイクロメッシュを使う必要がある。

垂直的骨造成におけるメンブレンの選択

メンブレンには、吸収性と非吸収性がある。吸収性メンブレンは骨補填材料を保持し、軟組織の侵入を防ぐ。ただし、粘膜の裂開の可能性が低いことを考えると、操作性の良い材料ではあるが、形態の維持に関しては期待できない。したがって、形態の付与のためには、非吸収性メンブレンを使用することが必要となる。

チタン強化型の非吸収性メンブレン（GORE-TEX）の場合は、確実な高さ幅の三次元的形態の維持を期待できるが、完全遮断膜のため血流が阻害され、術後に粘膜の裂開の恐れがあった。これに対して、同じ非吸収性のチタンマイクロメッシュは金属性の薄板のため、三次元的な形態の付与が可能となり、また小孔があるため骨側および粘膜側からの血流が阻害されない。そのため粘膜の裂開などの合併症を引き起こす可能性は、チタン強化型の非吸収性メンブレンを使用した場合に比較して少ない。

インプラント埋入時の垂直的骨造成

審美性においては、インプラント間に歯間乳頭歯肉の形態を形成することが重要となる。インプラント間における歯間乳頭歯肉の形成には、インプラント間に骨を垂直的に造成させる方法と、軟組織のみを造成させる方法の2つがあるが、本症例では前者の方法をとった。そのため、いったん骨造成を行ったのちにインプラントを埋入する段階法を用い、このインプラント埋入時に再度垂直的に骨造成を行っている。

段階法を用いる利点としては、初回の骨造成のみでは、予定した高さまで骨の再生ができない場合においても、再度骨

垂直的骨造成の予知性を高めるために

成瀬啓一

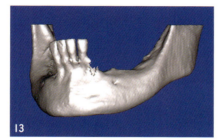
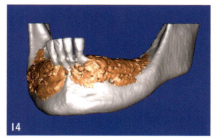
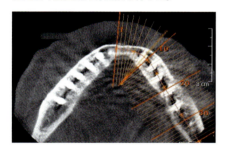
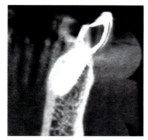
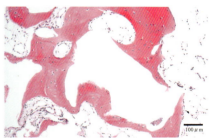

図13 3 抜歯後のCT画像。2 遠心歯槽骨頂は高い位置にあるが、3 遠心歯槽骨頂は低い位置にある（製作協力：株式会社マテリアライズデンタルジャパン・梶本浩美氏、2009年当時）。

図14 3 から 7 までの垂直骨造成後の3DCT画像、前側方面観。2 遠心歯槽骨頂の高い位置まで垂直的に骨造成を行った。

図15 垂直骨造成後10年経過したCT Axial imageによる評価。インプラントの頬舌側に十分な骨組織が存在していることがわかる。

図16 垂直的骨造成後10年経過したCT Cross-Sectional画像。矢印で示した部位は骨の造成部位、骨補填材料のみで造成を行ったが、皮質骨が形成されている。インプラント周囲には海綿骨が形成され、インプラントを支持するのに理想的な骨が形成されている。

図17 サンプルは脱灰後パラフィン包埋した、厚さ4μmのHE染色標本。組織の大部分は脂肪髄をともなった成熟した梁状骨である。（松本歯科大学、口腔病理学　中野啓介準教授のご厚意による）

造成を期待できることが挙げられる。このように、2回目の骨造成の際に、歯間乳頭歯肉の形態再建を見越して、吸収を見込んだ造成量と形態で骨造成を行うことにより、審美性の回復も容易に可能となると考えられる[3〜6]。

インプラント埋入時の骨造成には、前述の骨補填材料にドリリング法により採取した骨様硬組織を加えたものを使用した。ドリリング法とは、インプラントを埋入する手術部位をドリリングする時に、低速度で鋭利なドリルを用い、あえて注水せずにドリリングすることで、細片された骨組織と内在する細胞を採取する方法である。すでに6〜9ヵ月経過した骨補填材料は新生骨に置換しており、その部位には骨芽細胞や血液中にある増殖因子やサイトカインが豊富に存在していると考えられる。これらの採取した新生骨を利用することにより、細胞増殖の場となる骨補填材料のみを使用するよりも、確実な骨の再生を期待できる。

デコルチケーションの有効性についての考察

Rompenらのコーティカルパーフォレーション（デコルチケーション）に関する論文では、ラットの頭蓋骨に直径0.8mmのコーティカルパーフォレーションを行い、新鮮血液で満たしたチタンのチャンバーで被覆した。16週後にコントロール群と比較し221％の骨増生が認められた。皮質骨穿孔による血液と骨形成細胞の供給により新規骨再生を促進する、と報告されている[9]。

また、筆者は症例3のように、普段直径1.1mmのドリルで皮質骨穿孔を行っている。火傷を起こさないように生理食塩水で冷却したドリルで皮質骨を穿孔する。それにより血流を確保し、同時に皮質骨および海綿骨などの自家骨を手術野から採取できる。

デコルチケーションにおける注意点

筆者はデコルチケーションを行う場合、直径1.1mmの鋭いドリルを冷却水で冷やしながら、高速回転（1,000rpm）で火傷を起こさないように注意して行っている。ドリルが細いので、冷却すれば高速回転でも火傷を起こさない。ドリルが太いと高速回転の場合は火傷を起こしてしまう。

■ シンポジウム1

症例2：チタンマイクロメッシュを用いて垂直的骨造成を行った症例（図18～24）

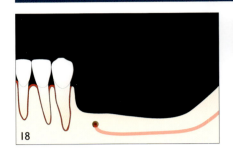
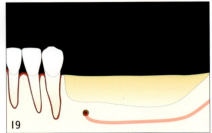

図18 高度な骨吸収があり、インプラント埋入を行うには骨が不十分である。骨欠損部に隣接する残存歯の歯槽骨に吸収がない。

図19 残存歯の歯槽骨頂まで骨造成を行うことができる。

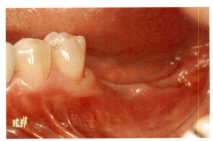
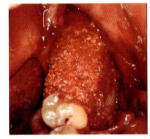
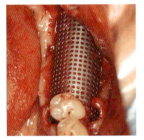

図20 左下臼歯部の側方面観。|6 7欠損部位は垂直的に重度に吸収しているのが確認できる。

図21 骨補填材料を隣在天然歯の歯槽骨頂レベルまで垂直的に13mm盛り上げた。骨補填材料の操作性を良くするためPRPと混和し、形態付与を容易にするため、生物学的組織接着剤のティシールを使用した。

図22 骨補填材料の形態維持のためチタンマイクロメッシュで被覆した。減張切開を加え頬側歯肉を25mm牽引し縫合した。

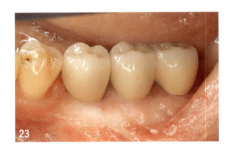
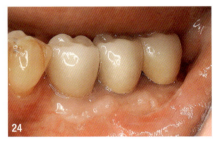

図23 |6 7 8部に最終補綴物装着時の側方面観。インプラント周囲にはFGGを用い角化歯肉が獲得されている。骨造成をインプラントのプラットフォームから上方へ3mm造成させたことで歯間乳頭が形成された。

図24 骨造成後14年経過後の口腔内写真。歯肉の退縮は認められない。

まとめ

垂直的骨造成を成功に導くためには、適切なフラップデザインと愛護的なフラップの取り扱い、コーティカルパーフォレーションによる血流の良い移植床、骨補填材料を使用したスペースメイキング、チタンメッシュや吸収性および非吸収性メンブレンの使用、確実で十分な減張切開、創裂開を生じない確実な縫合、治癒期間中の手術部位の免荷管理、術前術後の適切な抗菌薬投与、そして手術前の歯周初期治療を確実に行うことが重要である。

垂直的骨造成の予知性を高めるために　　成瀬啓一

症例3：デコルチケーションを行った症例（図25〜32）

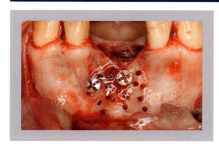

図25　参考症例。注水下で直径1.1mmのドリルでデコルチケーションを行った症例。火傷を起こさないように注水下で皮質骨穿孔を行うと、血流と骨形成細胞の2つを確保することができる。

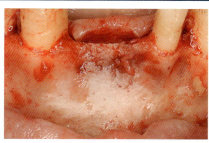

図26　注水を行わないでデコルチケーションを行った症例。抜歯後長期間経過した陳旧性の骨質の場合は海綿骨が吸収し、ほとんどが皮質骨しか残っていない。

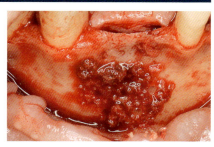

図27　直径1.1mmの冷却したドリルでデコルチケーションを行った。注水をしないで皮質骨穿孔を行うと、自家骨の採取と血流と骨形成細胞の3つを確保することができる。この時、火傷を起こさないようにドリルを冷却しつつ皮質骨穿孔を行うことが重要である。

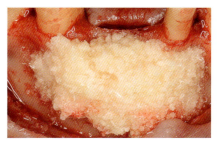

図28　非吸収性と吸収性の骨補填材料を使用し、通法に従い骨造成を行う。

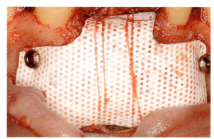

図29　非吸収性メンブレンで被覆し、タックピンで固定し、減張切開を加え、非吸収性メンブレンを吸収性糸で骨膜縫合をした。

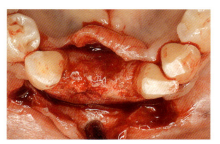

図30　非吸収性メンブレン除去後の咬合面観。インプラントを埋入するのに十分な骨幅が造成されている。

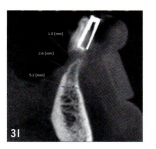

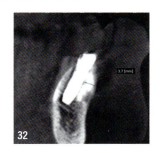

図31　術前のCT画像。歯槽頂の骨幅は約1.0mm。

図32　GBR後のCT画像。十分な骨幅が獲得されている。

参考文献

1. 成瀬啓一．インプラント治療に必用な骨造成とソフトティッシュマネージメント．In: 木原敏裕(監修)．オッセオインテグレイション・スタディクラブ・オブ・ジャパン 6th ミーティング抄録集．東京：クインテッセンス出版，2008;34-39.
2. 成瀬啓一．下顎における骨吸収の分類とその造成法の考え方．In: 夏堀礼二(監修)．オッセオインテグレイション・スタディクラブ・オブ・ジャパン 11th ミーティング抄録集．東京：クインテッセンス出版，2013;74-83.
3. Naruse K, Fukuda M, Hasegawa H, Yagami K, Udagawa N. Advanced alveolar bone resorption treated with implants, guided bone regeneration, and synthetic grafting: a case report. Implant Dent 2010;19(6):460-467.
4. 成瀬啓一．残存歯保護のためのインプラント治療：5部位の欠損部顎堤に水平・垂直的骨造成を行った症例．日本臨床歯周病学会会誌 2008;26:50-56.
5. 成瀬啓一．予後を診る．ケースプレゼンテーションによるインプラントの経年的評価．Quintessence DENT Implantol 2009;16(5):51-62.
6. Naruse K, Udagawa N, Garg A, Nakamura M, Nakano K. Vertical Ridge Augmentation Using Allograft and Synthetic Hydroxyapatites After Strategic Extraction. Clinical Advances in Periodontics 2014;4(2):81-87.
7. Udagawa N, Yamamoto Y, Nakamichi Y, Nakamura M, Takahashi N. Osteoblasts play important roles in osteoclastogenesis through offering the critical microenvironment for the action of RANKL. Dentistry in Japan 2007;43:195-200.
8. Yamamichi N, Itose T, Neiva R, Wang HL. Long-term evaluation of implant survival in augmented sinuses: a case series. Int J Periodontics Restorative Dent 2008;28(2):163-169.
9. Rompen EH, Biewer R, Vanheusden A, Zahedi S, Nusgens B. The influence of cortical perforations and of space filling with peripheral blood on the kinetics of guided bone generation. A comparative histometric study in the rat. Clin Oral Implants Res 1999;10(2):85-94.

ZAC™ — ZEX Angulated Chimney

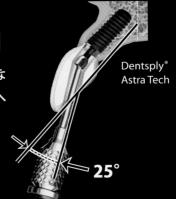

◆ ZAC™の特徴

これまで前歯部でスクリューアクセスホールが唇側に抜けてしまう症例の審美的な修復は内外冠タイプが主な選択肢でしたが、アクセスホールを最大25℃舌側へ傾斜させることによりスクリューリテインタイプでの補綴が可能となりました。

ZEX™と専用のチタンベース、スクリュー、ドライバーによるソリューションをZAC™（ZEX™ Angulated Chimney）としてご提供を開始いたします。

◆ 充実のラインナップ

Nobel Biocareのコニカルコネクションをはじめ、NobelReplace、Branemark、Straumannインプラントなど、数多くのインプラントに対応しております。

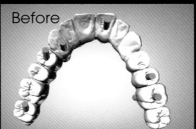
Before

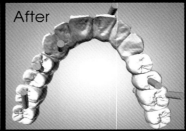
After

ZEX™ — DenTech Zirconia CAD/CAM Restorations

◆ ZEX™ フローレッセンスジルコニア / Fluorescence（蛍光性）とは

当社独自のカラーリングシステムにて、ジルコニアフレームに蛍光性を付与することが可能です。それにより口腔内でしばしば見られる歯肉のシャドウイング効果、ティッシュディスカラーレーションを大幅に軽減することができ、薄い軟組織に対し生命感のある明るさを持たせることが可能です。

浸透型のため症例に応じ、蛍光強度をコントロールすることが可能です！

Fluorescence Evolution

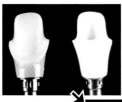
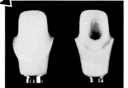

フローレッセンス評価
Fluorescence Frame Work

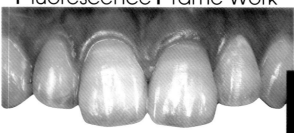
Definitive by Hiroshi Yasuoka D.D.S

Fluorescence Evolution
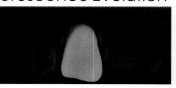

代理店募集中!! ラボの方へ：代理店募集中です。詳しくはお問い合わせください。

デンテック インターナショナル株式会社　　www.dentech-inc.jp

■大阪オフィス
〒564-0063 大阪府吹田市江坂町1-16-32 デンテックビル
Tel：(06) 6192-1000　Fax：(06) 6192-1010
Eメール：info@dentech-inc.jp

■東京オフィス
〒110-0015 東京都台東区東上野6-23-5 第二雨宮ビル1F
Tel：(03) 5826-5900　Fax：(03) 5826-5901

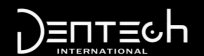

シンポジウム2

安全・確実な骨増生のテクニックとトラブルシューティング

北島　一　　HAJIME KITAJIMA

澤　裕一郎　　YUICHIRO SAWA

寺本昌司　　MASASHI TERAMOTO
一柳通宣　　MICHINOBU HITOTSUYANAGI

高井康博　　YASUHIRO TAKAI

シンポジウム2

骨欠損形態と部位に応じた GBR 術式の選択

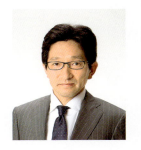

北島 一　Hajime Kitajima　（静岡県開業）

1987年　広島大学歯学部卒業
1995年　北島歯科医院 開業
5-D Japan ファウンダー
日本臨床歯周病学会 認定医、American Academy of Periodontology 会員

GBR を用いた骨造成について

　GBR（骨再生誘導法）は歯周組織再生のための GTR（組織再生誘導法）を応用したもので、遮断膜により不必要な組織の進入を排除しターゲットとなる骨組織だけを再生させる方法である。

　GBR の術式や材料の決定のための要素は2つ挙げられる。1つは骨欠損形態、そしてもう1つは GBR の目的である。ここで言う目的とは、骨欠損を改善し骨量を増やすことによりインプラントを支持するためか、または前歯部の審美性のために軟組織外形をサポートする形態を与えるためかに分けられる。つまり、術前の骨欠損状態と目指すゴールを考慮して、どのような材料を使ってどのような術式を用いるのかを決定する[1]。

　骨欠損形態についてはいくつか分類が試みられ、Benic ら[1] や Tinti ら[2] による分類をみると、共通しているのは、水平的な吸収に関しては、骨の枠組みの内側に欠損が存在しているもの（内側性骨欠損）と、骨の枠組の外側に骨造成が必要なもの（外側性骨欠損）とに分類されている点である。また、別のカテゴリーとして垂直的な骨欠損を挙げている点も共通している。

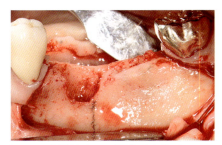

図1-a　「5部頬側に裂開状骨欠損が認められる。

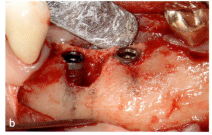

図1-b,c　インプラント埋入後、「5部頬側から遠心にわたってフィクスチャーの露出を認め、「5 6 ともに頬側の骨の厚さが不足している。

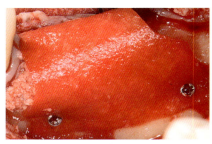

図1-d　吸収性メンブレンをスクリューで固定し移植骨の流出を防ぐ。

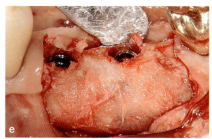

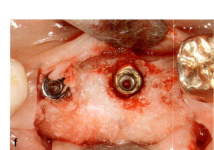

図1-e,f　「5の裂開は改善され、「5 6の頬側の骨は外側性に増大している。

骨欠損形態と部位に応じたGBR術式の選択

北島　一

表1　吸収性メンブレンの利点と欠点

利点	欠点
メンブレンの除去が不要 再生骨の露出を避けられる 二次手術の際に軟組織へのさまざまな外科オプションが可能 コストダウン 患者の苦痛の軽減 組織との親和性が高い 早期の血管新生が期待できる 異物反応もなく分解される 合併症率が低い 粘膜裂開時にも自然治癒する	適切な期間、バリア機能を維持するのが困難 ネイティブコラーゲンの分解時間はその由来や構造によって相違がある メンブレンの吸収過程が創傷治癒や骨形成を阻害する可能性がある 早期のメンブレンの分解吸収はバリア機能を早期に喪失させる 術後の組織収縮を免れない 増大した組織形態の維持が不確実であるため、メンブレンを支持する材料の追加が必要となる ↓ ・固定用スクリュー、ボーンタックを用いて固定する ・チタンメッシュ＋吸収性メンブレンを用いる

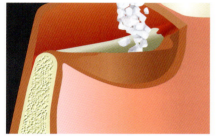

図2-a　骨膜をポケット状に形成し骨膜のポケット内に移植骨を填入する。

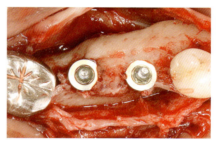

図2-b　6 5部にインプラントを埋入後、頬側の骨の厚さが不足している状態。頬側フラップを部分層で形成し、骨膜を全層弁で剥離してポケット状の空間をつくる。

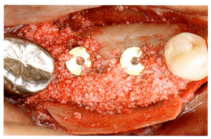

図2-c　頬側の骨膜フラップの内面に吸収性メンブレンを設置し、その内側に骨移植を行った。

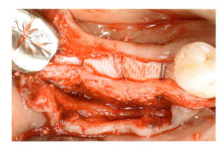

図2-d　骨膜フラップと舌側のフラップとの縫合。

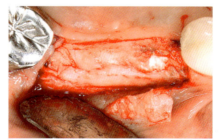

図2-e　二次手術時、部分層弁形成後の状態。bと比較して頬側のボリュームが増大している。

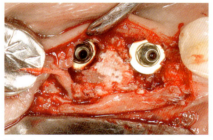

図2-f　カバースクリューを除去するとインプラントの外側への組織増大が観察された。

裂開や水平的骨吸収に対する外側性の増大

　吸収性メンブレンは多くの利点を持ち、非吸収性のメンブレンに代わり使用する機会が多くなってきているが、吸収性メンブレンには欠点もある。特に形態維持が不確実となる点に対しては、ピンやスクリューによるメンブレンの固定を行ったり、チタンメッシュを併用することでその欠点を補う試みがなされている（表1）[1]。

　内側性の裂開状骨欠損では骨移植と吸収性メンブレンを置くだけで十分解決できると思われるが（図1-a〜c）、メンブレンをスクリューによって固定し、移植骨を保持し安定させることで内側性だけでなく外側への組織の増大もできていることがわかる（図1-d〜f）。また、図2-a〜fのようにスクリューやピンを使わずに骨膜をポケット状に形成する方法[3]

■シンポジウム2

症例Ⅰ：外側性に骨造成が必要とされるケース（図3）

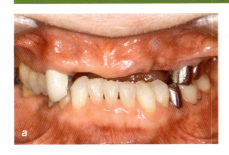
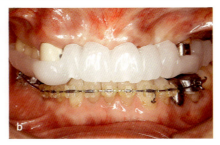
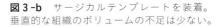

図3-a　患者は60代の女性、初診時の状態。上顎に部分床義歯を使用していた。上顎前歯部の顎堤の水平的吸収が認められ、また咬合高径の低下が観察される。

図3-b　サージカルテンプレートを装着。垂直的な組織のボリュームの不足は少ない。

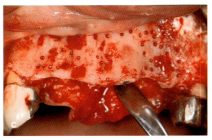
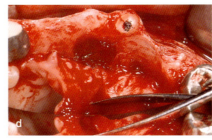

図3-c、d　歯槽骨の垂直的な吸収は少なく水平的な吸収が顕著である。

図3-e　チタンメッシュを設置し、スクリューで固定している。

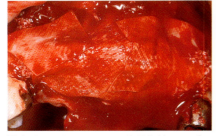
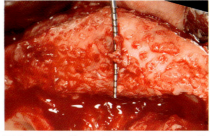
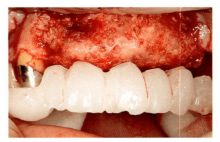

図3-f　チタンメッシュを吸収性メンブレンで被覆。

図3-g　GBR後9ヵ月のチタンメッシュ除去時。dと比較して外側に十分な組織増大がなされた。

図3-h　インプラントのプラットフォームはサージカルテンプレートから3mm根尖側に位置づける。

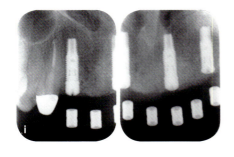
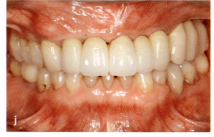

図3-i　骨縁下深くへの埋入となるため1|2には3mmの高さのヒーリングアバットメントを装着している。

図3-j　治療終了後6年経過時の状態。

でも水平的骨欠損の改善は可能で、侵襲が少ないため最近は筆者の臨床での応用頻度は高くなっている。

　症例Ⅰの患者は上顎前歯部の欠損に部分床義歯を使用していたが、|1の残根が効果的だったのか、顎堤の垂直的吸収はわずかであった。しかし、著明な水平的骨吸収が認められ、外側性に骨造成が必要とされるケースであった。

　筆者は、船登らの報告[4]に従ってチタンメッシュと吸収性メンブレンによるGBRを行っている。9ヵ月後、チタンメッシュを除去しサージカルテンプレートから根尖方向に3mmの深さにプラットフォームが位置するように埋入した。2|1

骨欠損形態と部位に応じた GBR 術式の選択

北島　一

症例2：垂直的な骨造成が必要とされるケース（図4）

図4-a　|1 の歯肉退縮、1|2 3 欠損部歯槽堤の吸収などにより左右が非対称となり審美障害を認める。

図4-b　白線（b～e）は唇側辺縁歯肉中央部の高さを示し、これが骨造成の目標の高さとなる。

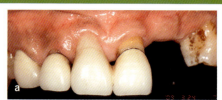
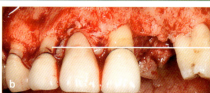

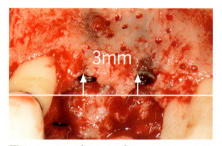

図4-c　インプラントプラットフォームは計画された唇側辺縁歯肉中央から3mm根尖側に位置付けられる。

図4-d　3mmの高さのヒーリングアバットメントを装着しチタンメッシュを支持させることで計画された骨造成が達成されることを意図した。

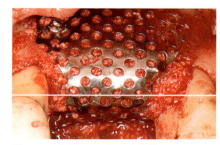

図4-e　チタンメッシュの設置。

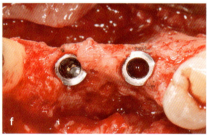
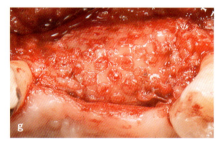

図4-f、g　GBR前後の比較。チタンメッシュ除去後、外側性に水平的骨造成がなされていることを確認した。

図4-h、i　術前（h）と治療終了後5年経過時（i）のデンタルX線の比較。2|3 間の歯槽骨はプラットフォームから歯冠側に3mm程度高い位置に維持されており、これが2|3 間の歯間乳頭の高さを支える。

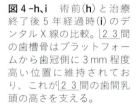
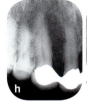
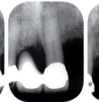
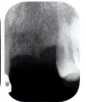
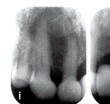
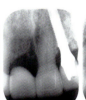
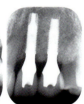

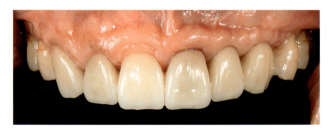

図4-j　1|2 3 部の組織が増大され、|1 天然歯周囲組織のマネージメントも行われたことで左右のシンメトリーが達成され維持されている。

は骨縁下深くへの埋入となるため3mmのヒーリングアバットメントを装着している。また、唇側のボリュームが不足していた部位にはチタンメッシュ直下の軟組織を剥離した後、吸収性メンブレンによる追加のGBRを行った。

垂直的増大

審美領域においては唇側辺縁歯肉や歯間乳頭の高さおよび形態が重要となり、軟組織を支えるための三次元的な骨のボ

シンポジウム2

表2　術式と材料を選択する要因

骨欠損の要因	患者の要因	術者の要因
骨欠損形態（内側性・外側性） 骨欠損のサイズ 部位（審美・機能）	喫煙 セルフプラークコントロール 全身疾患 ストレス 患者の希望 コンプライアンス	外科スキル 臨床経験と知識

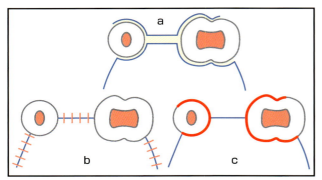

図5　縫合前の状態（a）。フラップの初期閉鎖は、フラップどうしの閉鎖（b）と歯根面とフラップとの間の閉鎖（c）とに分けて考えることができる。

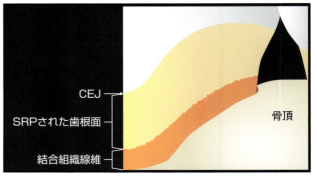

図6　SRP後の歯根面は骨頂より歯冠側に少なくとも1mmの幅で結合組織線維の付着がみられ、また骨頂にも結合組織線維が存在している。これらはフラップを戻したとき早期の再付着によるシールが期待できるため、創傷部を感染から守ることに役立つと考えられる。

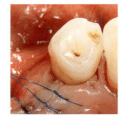

図7　根面とフラップとの間は隙間なく適合させる必要がある。

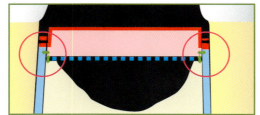

図8　垂直的骨欠損の両側隣在歯の隣接面骨頂を結んだ高さまでの骨造成が可能となる。再生領域の感染を防ぐためには、SRPによる歯根面の感染源の除去と歯根面における早期の再付着による創面のシールが必要となる。水色：歯周靱帯、緑矢印：歯根面および骨頂部の結合組織性線維とフラップとの間の再付着を示す、青点線：チタンメッシュあるいはバリアメンブレン、歯根面から離して設置、赤：上皮、黒矢印：上皮性または結合組織性付着、SRPされた歯根面とフラップの間のシールは時間をかけて付着が構築される。

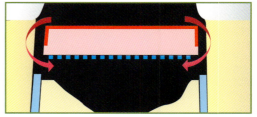

図9　アタッチメントロスの見られる根面に無理して骨頂より高い位置にバリアメンブレンを設置しフラップを高い位置に戻せば、早期のシールが得られず、細菌の進入を許し感染、そして失敗へつながる。

リュームを必要とする。インプラントのプラットフォームは計画された歯冠の唇側辺縁歯肉中央から根尖側に3mmの位置に設定されるが、骨の高さは歯間乳頭を支えるためにプラットフォームから歯冠側に2～3mm必要であると考えられている[5]。その結果を得るために必要な骨の高さは、計画された歯冠の唇側歯肉中央の高さとほぼ一致するようになる。

症例2は左右のシンメトリーを得るためには上顎左側欠損部における垂直的な組織増大が必須となるケースで、垂直的・水平的骨吸収状態からインプラント埋入と同時にGBRを行った。図4-c～eの白いラインは計画された辺縁歯肉唇側中央部の高さを示し、ここから3mm根尖方向にプラットフォームが位置するようにインプラントを埋入した。また、骨造成の目標となる高さもこの白いラインと一致することになるため、この高さにチタンメッシュを支持できるように

骨欠損形態と部位に応じた GBR 術式の選択

北島　一

3 mm の高さのヒーリングアバットメントを装着し、チタンメッシュと吸収性メンブレンを設置した。

治療終了後 5 年、プラットフォームより歯冠側に約 3 mm の骨が維持されており、これがインプラント間の歯間乳頭の高さを支えていると考えられる。

本症例では埋入同時の GBR で対応したが、同じような垂直性の骨欠損であっても、ステージドアプローチで行ったり埋入と同時に GBR を行ったりする場合がある。どのような術式と材料を選択するかは骨欠損の要因だけでなく、患者の要因や、術者の要因なども、総合的に評価したうえで決定すべきであると考えている（**表 2**）。

安全・確実な GBR のためのポイント

石川らは垂直的骨造成の目標は骨欠損の両側隣在歯の骨頂を結んだ高さとすることを示したが[5]、この理由を考えてみたい。Wang らは GBR 成功のための PASS の 4 原則[6]を示しているが、その中の特に初期閉鎖と血餅の安定に注目してみたい。

初期閉鎖はフラップどうしの閉鎖と、フラップと歯根面の閉鎖の二つに分けて考えられる（**図 5、6**）。フラップどうしの確実な閉鎖のためには、正しいフラップデザイン、テンションフリーのフラップの閉鎖と縫合が必要で、そのためにはマットレス縫合を用いたホールディングスーチャーが有効であり、また適切な術後管理も重要である。縫合は、厚いフラップの場合はバットジョイントで閉鎖し、薄いフラップの場合は raw-to-raw の閉鎖となる。そして、歯根面とフラップの閉鎖はズレることなく正確に適合しなければならない。どこを切ったかわからないほどの仕上がりが理想である（**図 7**）。

このときの根面とフラップとの初期閉鎖は、血流をもつ生きたフラップどうしの閉鎖とは状況が異なる。それは、フラップに相対する創傷治癒の相手が硬く、石灰化した血流のない歯根表面である点である。

ルートプレーニングされた歯根面とフラップ間の初期の治癒像をみると、創傷部に付着が得られ安定するのに時間が掛かり[7]、この間、血餅の安定が得られなければ細菌侵入のきっかけとなり得る。一方、歯周組織の付着部位を見てみると、結合組織の線維の走行が歯根から歯肉方向へ向かい、また骨頂から歯肉方向への線維もある。隣接面では歯根間を走行している線維が確認できる。SRP 後の根面には、骨頂の直上に付着線維が存在し、この付着は少なくとも 1 mm あるはずである。

この骨頂上の歯根面に存在する結合組織線維はフラップを戻したときは生きた組織どうしであるため、早期に再付着が得られ、創傷をシールすると考えられる（**図 8**）。また、骨頂に存在する線維も同様である。つまり、骨頂上の歯根面の結合組織線維と骨頂部に存在する結合組織線維における治癒を妨げないようにメッシュやメンブレンなどのバリアは根面から離して設置しなければならない。そして、それより歯冠側の付着のない根面とは時間をかけて結合組織性付着や上皮性付着が得られるものと考える。アタッチメントロスの見られる根面に無理して骨頂より高い位置にフラップを設置すれば、早期のシールが得られず、細菌の進入を許し失敗へつながるだろう（**図 9**）。

安全・確実な GBR のためには材料や術式を欠損形態や部位による目的に応じて適切に使い分け PASS の原則に従い、Primary Closure と Stability に配慮し丁寧な手術を行うことが重要と考える。

参考文献

1. Benic GI, Hammerle CH. Horizontal bone augmentation by means of guided bone regeneration. Periodontol 2000 2014;66(1): 13-40.
2. Tinti C, Parma-Benfenati S. Clinical classification of bone defects concerning the placement of dental implants. Int J Periodontics Restorative Dent 2003;23(2):147-155.
3. Steigmann M, Salama M, Wang HL. Periosteal pocket flap for horizontal bone regeneration: a case series. Int J Periodontics Restorative Dent 2012;32(3):311-320.
4. Funato A, Ishikawa T, Kitajima H, Yamada M, Moroi H. A novel combined surgical approach to vertical alveolar ridge augmentation with titanium mesh, resorbable membrane, and rhPDGF-BB: a retrospective consecutive case series. Int J Periodontics Restorative Dent 2013;33(4):437-445.
5. Ishikawa T, Salama M, Funato A, Kitajima H, Moroi H, Salama H, Garber D. Three-dimensional bone and soft tissue requirements for optimizing esthetic results in compromised cases with multiple implants. Int J Periodontics Restorative Dent 2010;30(5):503-511.
6. Wang HL, Boyapati L. "PASS" principles for predictable bone regeneration. Implant Dent 2006;15(1):8-17.
7. Polimeni G, Xiropaidis AV, Wikesjo UM. Biology and principles of periodontal wound healing/regeneration. Periodontol 2000 2006;41 (1):30-47.

シンポジウム2

自家ブロック骨の特徴を生かした骨造成法

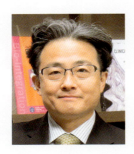

澤　裕一郎　Yuichiro Sawa　（静岡県開業）

1989年　奥羽大学歯学部卒業
1993年　藤枝市立総合病院勤務
2008年　IPソリューション三共歯科開業

はじめに

　自家骨は信頼性の高い良質な移植骨として、インプラント治療におけるさまざまな骨造成法に用いられてきた。とくにブロック骨を用いた骨造成法は、母床骨の少ない高度骨吸収症例への移植骨として頻用されてきた[1]。
　かつては腸骨を主流としたブロック骨も、現在では下顎臼歯部頬側皮質骨部から採取するようになり、普及に至っている。GBR（骨再生誘導法）と呼ばれる顆粒状人工骨移植と比較すると手間や時間のかかる手術だが、いまだに廃れることのない伝統ある術式である。
　本稿ではブロック骨による骨造成法について、使用法や注意点などを検討したので報告する。

ブロック骨による骨造成法

　ブロック骨の使用法は、おもにベニアグラフトやオンレーグラフトである[2]。
　ベニアグラフトは水平的骨幅を増加させ、オンレーグラフトは垂直的骨高径を増加させる方法である。両者とも母床骨や骨膜からのリモデリングによる骨置換を基本とした骨移植法である。
　基本的な術式は、①下顎臼歯部頬側骨体部から皮質骨を採取して、②骨造成部へ適合するように整形して、③歯槽骨面へチタンスクリューにて固定し、④残余の骨を細片化してブロック骨と母床骨の間隙に充填する（図1）。

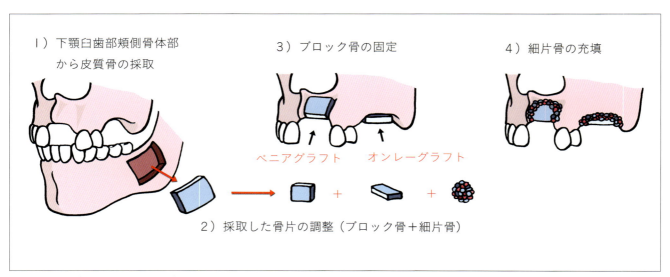

図1　ベニアグラフトとオンレーグラフト。

自家ブロック骨の特徴を生かした骨造成法

澤　裕一郎

症例1：上顎前歯部ベニアグラフト症例（図2～4）

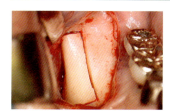
図2-a　採骨部の骨切り。

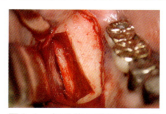
図2-b　採骨後に露出した骨髄面。

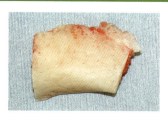
図2-c　採取したブロック骨。造成部に適合するように整形。

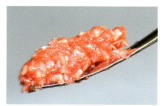
図2-d　アルト（止血剤）にて塊状とした細片骨。

図2-e　術前の口腔内。

図2-f　陥凹した骨面が認められる。

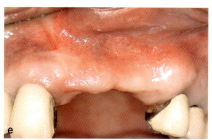

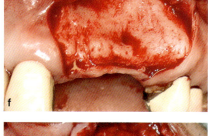

図2-g　2枚のブロック骨をチタンスクリューにて固定。

図2-h　細片骨の充填。

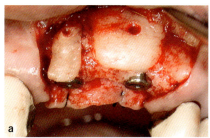

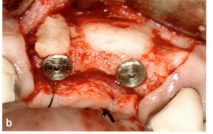

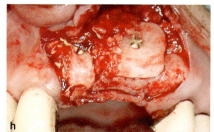

図3-a、b　インプラント体埋入時（ベニアグラフトから6ヵ月）。ブロック骨は生着し、インプラントは骨内に埋入できた。

図4　上部構造装着から10年目。インプラント周囲炎などなく順調に経過しているが、上部構造の歯冠長径の長大化のため審美的問題を抱えている。

症例1（上顎前歯部ベニアグラフト症例）

上顎前歯部の骨量不足のためブロック骨によるベニアグラフトを行った。

下顎臼歯部頬側皮質骨部から採取したブロック骨を2枚の小ブロック片に調整して、上顎前歯部唇側の陥凹部へチタンスクリューにて固定した（図2）。術後6ヵ月にはブロック骨の生着が確認され、インプラントを埋入した（図3）。さらに6ヵ月後に二次手術を行い上部構造を装着したが、隣在歯と調和できずに歯冠長径が増大化した（図4）。

ほとんどのベニアグラフトでは歯槽頂部の骨形態の調整性に乏しく、上顎前歯部の審美的要件を満たすことは難しい。

シンポジウム2

症例2：ベニアグラフトとGBRを併用した症例（図5～11）

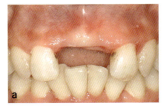
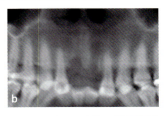
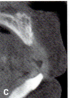
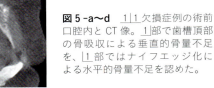

図5-a～d　1|1欠損症例の術前口腔内とCT像。1|部で歯槽頂部の骨吸収による垂直的骨量不足を、|1部ではナイフエッジ化による水平的骨量不足を認めた。

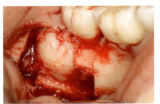
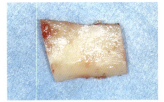
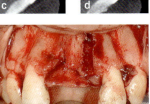
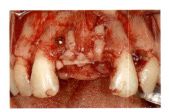

図6-a　右側下顎臼歯部から採骨した。採骨部には智歯が露出したため、同時に抜歯した。

図6-b　採取したブロック骨。

図6-c　骨欠損部が認められる。

図6-d　舌側面にブロック骨をチタンスクリューで固定。唇側の垂直的陥凹部にはブロック骨を挿入し、周囲に細片骨を充填した。

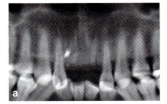

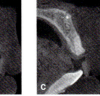
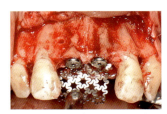
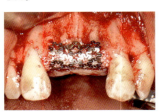

図7-a～c　ブロック骨移植後5ヵ月。ベニアグラフト後、1|1ともに骨形態の改善を認めた。

図8-a　インプラントを骨内に埋入した。

図8-b　Bio-Oss＋チタンメッシュにて歯槽頂部の骨形態を増大させた。

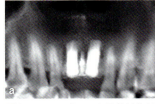
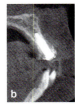
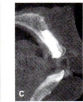
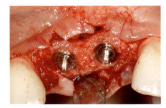
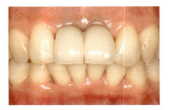

図9-a～c　ブロック骨移植後10ヵ月（インプラント埋入後5ヵ月）。インプラント頚部の唇側にはGBRによる骨造成効果を認めた。

図10　ブロック骨移植後12ヵ月。二次手術時。インプラント頚部の唇側に増大した歯槽骨を認めた。

図11　上部構造装着時。ある程度の審美的改善効果を認めた。

症例2（ベニアグラフトとGBRを併用した症例）

審美性の配慮のためにGBRを併用した症例である。

術前のCT所見では、1|部にて歯槽骨高径が減少し、|1部ではナイフエッジ化により唇舌的骨幅が不足していることが認められた（図5）。

実際の手術は、正中から1|部にかけての舌側にブロック骨を移植して唇側からチタンスクリューにて固定し、1|1唇側部に小ブロック骨片を挿入し、最後に細片骨を充填した（図6）。

術後5ヵ月のCT所見では、1|部の垂直方向の骨造成と|1部の水平方向の骨造成効果を認めた（図7）。術後6ヵ月では、ブロック骨は母床骨と境界なく生着しており、インプラントは移植骨内に埋入できた。このとき、上部構造製作時の審美性に配慮するため、歯槽頂部にGBR（Bio-Oss＋チタンメッ

自家ブロック骨の特徴を生かした骨造成法

澤　裕一郎

症例3：高度骨吸収症例（図12〜17）

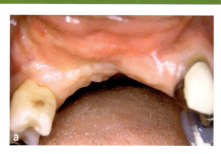
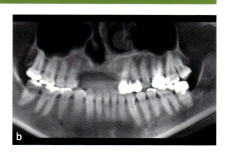
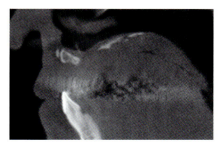
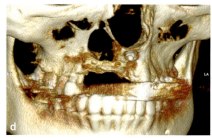
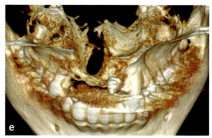

図12-a 術前の口腔内写真。上顎前歯部に垂直的陥凹を認めた。

図12-b 同パノラマCT画像。梨状口下縁の陥凹を認めた。

図12-c 同矢状断CT画像。歯槽骨は上下的に2mm程度の骨高径で、その後方には骨口蓋の欠損を認めた。

図12-d、e 同3D-CT画像。欠損部には骨接合用プレートが認められた。a：正面観。顎裂部には橋状の骨形成を認めた。b：上方面観。橋状骨の後方には骨口蓋の欠損部が観察できた。

シュ）を併用した（**図8**）。

インプラント埋入後5ヵ月のCT所見ではインプラントは骨内に認められ（**図9**）、6ヵ月（ブロック骨移植から12ヵ月）の二次手術時の所見では、インプラントの骨結合を認め、補綴時の審美性を左右するインプラント頸部の骨造成も確認された（**図10**）。

現在は補綴医にて上部構造が装着され、順調に経過している（**図11**）。

症例3（高度骨吸収症例）

口唇口蓋裂症例への上顎前歯部インプラント治療例である。過去に病院歯科口腔外科にてインプラント治療を目的に腸骨移植を受けたが、その後の骨吸収のためインプラント治療不可となり中断していた（**図12-a**）。

術前のCT所見では、鼻腔底の梨状口下縁に陥凹を生じ（**図12-b**）、矢状断CT画像では骨高径はわずか2mmほどであった（**図12-c**）。さらに、3D-CT画像で顎裂部の橋状化とその後方部の鼻腔底には骨口蓋の開裂を認め（**図12-d、e**）、それにともなう鼻口腔瘻孔を形成し、開鼻声と飲物の鼻腔への漏洩を起こしていた。かなり難易度の高い症例であり、容易に失敗しやすいことから必要最小限の骨造成を行う計画とした。

まず、鼻口腔瘻孔閉鎖術を行い、その後にブロック骨移植を行った。過去の腸骨移植にて形成された橋状骨部の舌側に、右側下顎臼歯部から採取したブロック骨を設置してチタンスクリューにて固定した。次いで梨状口下縁の骨陥凹部に細片骨を充填し、その上部にブロック骨を設置してチタンスクリューで固定した（**図13、14**）。

術後5ヵ月のCT所見では梨状口下縁部の平坦化、矢状断画像でも骨断面の増大化を認めた（**図15**）。

術後6ヵ月のインプラント埋入手術時の所見では、すべてのブロック骨は生着しており、インプラントを骨内に埋入することができた（**図16**）。さらに6ヵ月後に二次手術を行った。その後は補綴医にて上部構造が装着され、定期的な口腔ケアが実施されている（**図17**）。

シンポジウム 2

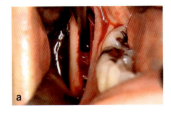
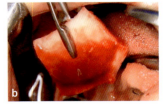
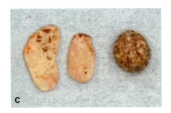

図13-a〜c　右側下顎臼歯部からのブロック骨採取。**a**：皮質骨の分割。**b**：採取したブロック骨。**c**：2枚のブロック骨と細片骨（止血剤にて塊状化）。

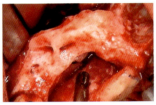

図14-a　橋状骨の露出。

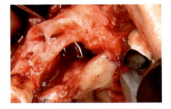

図14-b　鼻腔側から探針を挿入すると口蓋側へ貫通した。

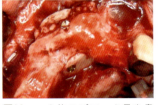

図14-c　2枚のブロック骨を鼻腔底部と口蓋部へ設置し、チタンスクリューにて固定した。

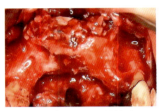

図14-d　ブロック骨移植時の正面観。

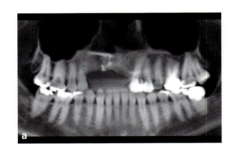
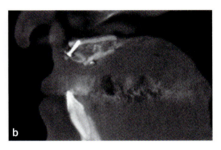

図15-a　ベニアグラフト後のパノラマCT画像。梨状口下縁の陥凹部は平坦化した。

図15-b　同矢状断CT画像。鼻腔底側の造骨と骨口蓋部の骨欠損の消失を認めた。

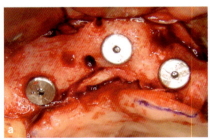
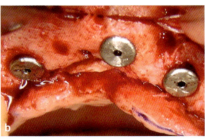

図16-a、b　インプラント埋入時の咬合面観と正面観。ブロック骨は生着しており、インプラントを埋入することができた。

図16-c　インプラント埋入後のパノラマCT画像。インプラントは骨内に埋入された。

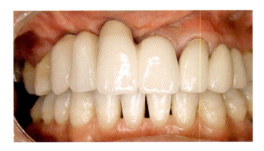

図17　上部構造装着時の口腔内。顎裂部へのインプラント治療のため上部構造が口唇粘膜を貫通している。患者の熱心なブラッシングにより治療後6年経過しているが、インプラント周囲炎などのトラブルは生じていない。

46

自家ブロック骨の特徴を生かした骨造成法

澤 裕一郎

ブロック骨の利点

骨移植におけるブロック骨移植と顆粒状人工骨移植の決定的な違いは、移植骨の安定性である。

ブロック骨は母床骨へスクリューで固定するため即時に不動化できるが、遮蔽膜での被覆に頼る顆粒状人工骨では不動化は困難である。とくに使用する顆粒状人工骨量が多ければ、表層部と深部での安定性には差が生じるため、全体が安定するにはかなりの時間が必要となる。インプラント治療でもインプラントの骨内での固定性が重要視されるように、骨移植でも移植骨の不動化は必須要件であり、移植骨の安定性が確保できなければ不成功に終わりやすい。このようにブロック骨は骨吸収の著しい症例でも安定性にすぐれることから、自家骨としての特性も併せて高い信頼性が得られてきたと考える。

よって、症例3のように母床骨が高度に萎縮している場合や凸型の骨造成の場合はブロック骨が有利で、軽度から中程度の陥凹型骨吸収症例では顆粒状人工骨でもブロック骨でも同等の効果が得られると思われる。

ブロック骨の欠点

ブロック骨の最大の欠点は、ドナーと呼ばれる採骨部の問題である。

下顎臼歯部頬側皮質骨を採取するので術式は歯科口腔外科手術に類似しており、骨髄性出血や下顎管の問題など、日常の歯科診療とは異なるリスクがある。筆者も採骨時の下顎骨々体部骨折を経験して、局所麻酔下の尋常ではない対応を迫られたことがある。

もう一つの欠点は骨吸収である[3]。歯槽頂側の断端が骨吸収を起こしてナイフエッジ化しやすいのでインプラント体を深めに埋入することになる。自家骨は生着性が良好でリモデリングが早期に進行することや、歯肉創部の瘢痕拘縮による歯槽頂部への強いストレスが断端吸収の原因と考えられるが、移植骨の吸収は骨の正常な生理的反応なので、症例2に示したようにGBRによる二次的な骨移植で対応したほうがよい。

最後に骨移植全体に言えることだが、術後の創部裂開による移植骨の露出が問題となる[4]。非公式だが当院でのブロック骨移植後の創部裂開数は、82症例中14症例（17.1％）であった。創部裂開はブロック骨特有の問題ではないが、できるだけ少ないほうが安心である。

おわりに

インプラント治療では顆粒状人工骨による骨造成法が一般的だが、ブロック骨にも利点がある。とくに骨吸収が進行した症例やインプラント脱落後の再治療症例などにおいては本法が有用な場合もある。

自家ブロック骨の特徴を生かした骨造成法を一考してみてはどうであろうか。

参考文献
1. 澤 裕一郎．自家骨移植によるインプラント治療のための骨造成法．東京：デンタルダイヤモンド社，2011; 8-11.
2. 堀内克啓．インプラント外科基本手技と自家骨移植のポイント．東京：クインテッセンス出版，2010; 98-150.
3. 矢島安朝．インプラント治療の変遷と今後の展開．日口外誌 2009; 55（2）: 42-53.
4. 澤 裕一郎，滝本 明，渡邉悟朗，眞野晃寿，下田正穂，川野 大．インプラント治療における下顎臼歯部から採取した自家頬側皮質骨移植についての検討．日口外誌 2006; 52(3): 172-178.

シンポジウム 2

審美領域のインプラント治療における骨造成の注意点とリカバリー

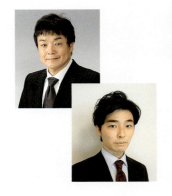

寺本昌司(Masashi Teramoto)[*1]　　一栁通宣(Michinobu Hitotsuyanagi)[*2]

*1 大阪府開業・寺本デンタルクリニック
*2 デンテックインターナショナル

はじめに

インプラント治療の普及にともない、患者の知識や要求は高度になり、特に審美領域では周囲組織と調和のとれた治療結果とその永続性が要求されるようになってきた。そして、それに呼応するように骨造成のための新しい素材が開発され、骨造成の術式や軟組織の修復手技にも工夫が加えられてきた。さらに歯科技工の分野では、CAD/CAM技術に代表されるデジタルテクノロジーの導入や新規マテリアルの開発など、技術革新が急速に発展を遂げている。その反面、安易な抜歯や周囲組織に対する付加的手術の予後不良によるトラブルも増加していると思われる。

本稿では、審美領域のインプラント治療における骨造成の注意点を検証するとともに、最新の補綴システムを使用した上部構造でのリカバリーの可能性を述べる。

保存か、抜歯か？

歯を失うと歯槽骨は次第に吸収し、付着歯肉をはじめとする歯周組織の経時的な喪失が起こる。失われた組織には修復する必要が生じ、それには組織移植などを用いて外科的に修復する方法と、歯肉色のマテリアルを併用した上部構造を用いて補綴的に修復する方法がある。審美領域の少数歯欠損、特に上顎中切歯では左右の対称性が必要とされ、補綴的な修復は患者に容認されないことが多い。一方、予知性の低い歯を残そうとすればするほど、抜歯に至ったときの歯周組織の喪失は大きく、外科的な修復は困難になる[1]。そのため、審美的な回復を達成するには十分な歯周組織が保たれている状態でインプラント埋入を行うことも選択肢の1つとなるが、審美を重視するあまり歯を保存する努力を怠り、歯を守るという歯科医師の王道から外れた医療に陥る危険性がある[2]。

審美領域における骨造成の注意点

歯槽骨は歯の発生にともなって形成され、歯を喪失すると次第に退縮し、消失してゆく。つまり、歯を失った歯周組織の退縮は生物学的に当然の結果であり、抜歯後即時にインプラント埋入を行っても、これを防ぐことは困難である[3]。したがって、審美領域のインプラント治療では、ほとんどの症例で周囲組織に対する造成手術が必要になるが、どのタイミングで施行するかによって手術回数や治療期間が大きく異なってくる(図1)。特に隣在歯が健全歯であれば、暫間補綴時のQOLの維持という観点からも、患者は治療期間の短縮、手術回数の減少を要望することが多い。しかしながら、組織の安定や治療結果の永続性を考えると期間をおいて段階的に

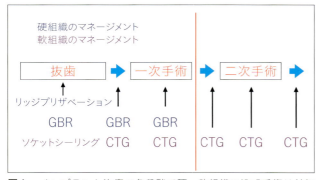

図1　インプラント治療の各段階で硬・軟組織の造成手術は付加することができるが、手術回数を減らすためには複合的な手術が必要となる。特に骨造成は一次手術と同時に終了しておくべきである。

審美領域のインプラント治療における骨造成の注意点とリカバリー

寺本昌司　一柳通宣

骨のみオーバーコレクションした症例（図2）

図2-a　抜歯後即時埋入を施行。埋入深度は歯冠から逆算するのではなく、反対側同名歯の骨頂を指標に約1mm深く埋入した。

図2-b　GBRを併用。3mmのテンポラリーヒーリングアバットメントを装着し、垂直・水平的にオーバーコレクションし、1回法で手術を終了した。手術はこの1回のみである。

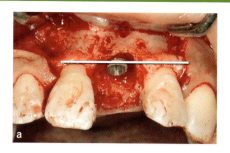
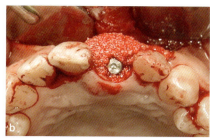

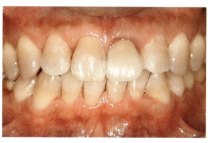
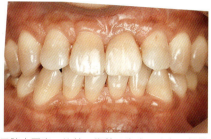
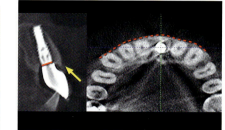

図2-c、d　術前（c）と上部構造装着後5年（d）の口腔内写真の比較。術前は歯肉の変色と慢性的な腫脹および排膿を認め、歯根は複雑に破折していたが、装着後5年時には周囲粘膜が安定しており、骨造成のみで良好な結果が得られた。

図2-e　同じく5年後のCT画像。若干の吸収は認められるものの、造成骨は垂直・水平方向ともに良好に保たれている。

手術をすることでリカバリーも容易になり、予知性が高くトラブルになりにくいとも考えられる。その反面、外科的見地からは反復手術は立派なリスクファクターであり、手術を重ねれば重ねるほど結果が悪くなる症例が存在することも事実で、術者を悩ませる。筆者は可能な限り抜歯後即時埋入と同時に骨造成を行い、抜歯を含めて1回もしくは2回の手術で治療を完遂させるように試みてきたが、そこにはいくつかの重要な注意点が存在する。

1）造成骨の吸収

歯槽骨の再建に用いられてきたおもな術式はGBR（Guided bone regeneration：骨再生誘導法）であり、GTR（Guided tissue regeneration：組織再生誘導法）から歯根膜の関与をなくしたことでGBRはシンプルで予知性の高い治療法になった。しかし、歯槽骨は歯根膜に依存した組織であり、歯に依存しない歯槽骨をGBRで再建することは、矛盾への挑戦とも言える。実際に多くの症例でGBR後に骨吸収を経験した結果、現在では可能な限りオーバーコレクションを心がけている（図2）[4]。

2）軟組織によるリカバリー

骨造成のみで審美的な結果が得られればよいが、インプラント周囲粘膜のボリューム不足や退縮も経験してきた。周囲組織の安定を求めるのであれば、硬組織と同様に軟組織の厚みを確保することが必要[5〜7]である。角化粘膜の造成をも考慮に入れると、CTG（Connective tissue graft：結合組織移植）は重要なオプションとなる（図3）。筆者らは骨造成が良好であっても、二次手術時やプロビジョナルレストレーションによるティッシュスカルピング（scarping）時にCTGを付加する可能性をあらかじめ患者に告知するようにしている。

3）埋入ポジションと骨造成の指標

従来、骨造成の指標は「インプラント体の唇側から3mm」のような表現がされてきた。しかし、これでは造成骨の形態は埋入ポジションに依存してしまうことになる（図4）。筆者らはその患者元来のボーンハウジングこそが重要と考え、反対側同名歯のボーンハウジングを指標とし、そこからオーバーコレクションするようにしている（図2）。

シンポジウム2

GBR骨の吸収をCTGでリカバリーした症例（図3）

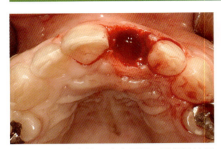

図3-a 抜歯直後の咬合面観。唇側骨は吸収しClass 3であったが[1]、患者の希望もあり即時埋入を行った。

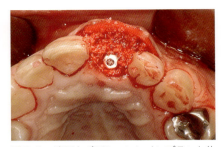

図3-b 適正なポジションにインプラント体を埋入し、フラップを十分に減張して垂直・水平方向にGBRを施行した。

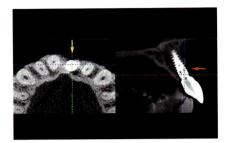

図3-c 二次手術直後から唇側のボリュームは次第に減少し始め、上部構造装着後には造成骨の著しい減少を認めた。

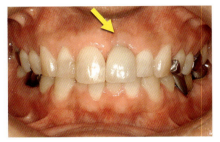

図3-d 上部構造装着後の口腔内写真。唇側の周囲粘膜の厚みが不足し、チタンによる変色が認められた。

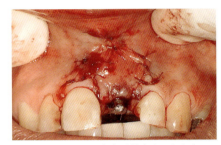

図3-e 再GBRに患者が難色を示したため、上部構造を除去し、口蓋側から採取したCTGによるリカバリーを試みた。

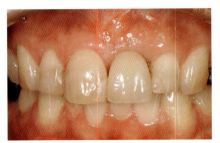

図3-f 再製した上部構造装着後1年経過時の口腔内写真。周囲粘膜は量、色調ともに改善され、安定している。

GBRの指標を誤った症例（図4）

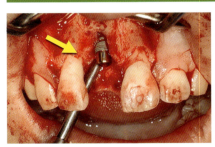

図4-a 抜歯後早期埋入の症例。唇側骨の著しい吸収と2|のアタッチメントロスを認めたが、埋入と同時にGBRを行った。

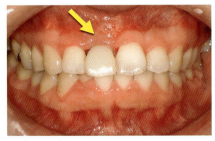

図4-b プロビジョナルレストレーション装着時。唇側および歯間乳頭部に粘膜のボリューム不足がみられた。

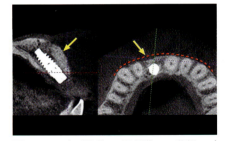

図4-c 二次手術後のCT画像。口蓋側にズレた、深い埋入ポジションを指標に骨造成したために、元来のボーンハウジングが再現できていない。

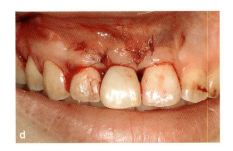

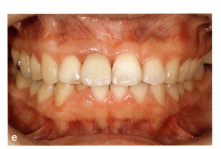

図4-d 事前に可能性を示唆していたCTGを施行し、その後注意深くティッシュスカルピングを行った。

図4-e 周囲組織の安定を確認し、上部構造を装着。隣在歯と調和のとれた良好な治療結果が得られた。

審美領域のインプラント治療における骨造成の注意点とリカバリー

寺本昌司　一柳通宣

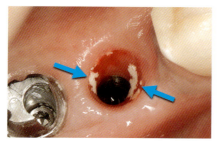

図5　セメント固定の上部構造。周囲粘膜に発赤がみられ、上部構造とアバットメントを撤去すると、余剰セメントが確認できた。

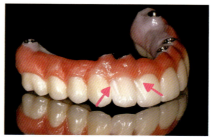

図6　アクセスホールが切端よりも唇側に位置してしまうと、患者が審美的な不満を訴える恐れがある。

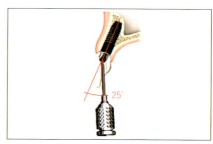

図7　ZACシステムの特徴。口腔内に複数のシステムが混在する患者のレスキューにも非常に有用である。

ZACシステムを用いた症例（図8）

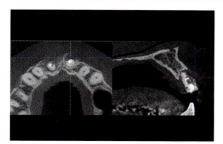

図8-a　術前のCT画像。1|1の周囲骨は著しく吸収していたが、ボーンハウジング内に埋入できると考え、抜歯後即時埋入にチャレンジした。

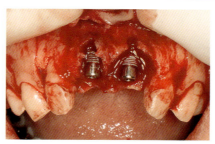

図8-b　審美性を得るためには適正な埋入ポジションが大前提となる。本症例では埋入角度がわずかに唇側傾斜した。

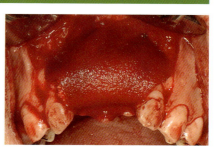

図8-c　オーバーコレクションと骨造成の方向を意識し、ソーセージテクニックを用いてGBRを施行した。

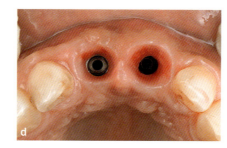

図8-d、e　二次手術時にCTGを併用したのち、プロビジョナルレストレーションにてティッシュスカルピングを行った。良好な軟組織形態が得られたが、埋入角度の不正により、アクセスホールが唇側に位置してしまった。

上部構造によるリカバリー

ラボサイドでは、審美領域のインプラント治療におけるわずかな埋入ポジションの不正や周囲組織の不足をリカバリーするマテリアルやメソッドの開発が加速している。ここからは、スクリュー固定のアクセスホールの位置および軟組織の変色に対するリカバリーを報告する。

1）ZACシステム

上部構造の固定様式において、セメント固定では思わぬ脱離や、反対に除去時にトラブルが発生することがある。さらに、残留セメントによるインプラント周囲炎の発生が問題となる（図5）。このことから近年スクリュー固定に回帰しつつあるが、アクセスホールが唇側に位置すると審美的な問題が生じる（図6）。この問題を解決するために、CADデザインの段階でスクリューアクセスホールを25°以内の範囲で補正できるシステムが開発されている。

特にデンテックインターナショナル社が考案したZACシステム（図7）においては、さまざまなインプラントシステムに対応することが可能で、複数本を連結するインプラントブ

■シンポジウム2

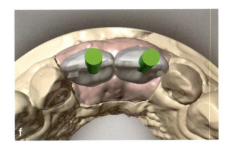
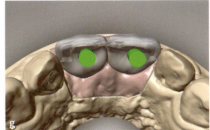

図8-f, g ZACシステムを用いて切端付近に位置していたアクセスホールのポジションをCAD画面上で理想的な位置に補正し、ジルコニアフレームを製作しポーセレンを築盛した後、チタンベースと接着しアバットメント一体型の上部構造を製作した。

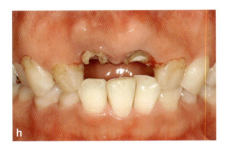
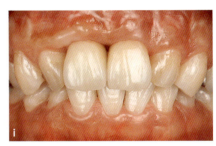

図8-h, i 術前と上部構造装着後約1年の口腔内写真の比較。硬・軟組織ともに十分なボリュームが得られ、患者は治療結果に非常に満足している。

蛍光性ジルコニアを用いた症例（図9）

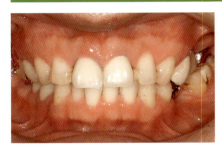
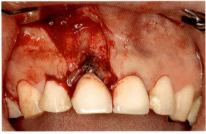
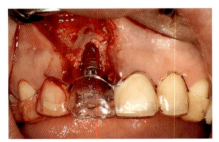

図9-a 術前の口腔内写真。患者は遠方から来院するため、来院回数と手術回数を少なくすることを希望した。

図9-b 消炎後の一次手術時。フラップを翻転すると唇側骨の吸収および歯根の着色、破折が見られた。

図9-c サージカルステントを用いて抜歯後即時埋入を施行。三次元的に適正な埋入ポジションが得られた。

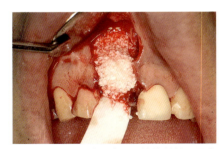
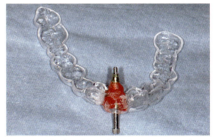
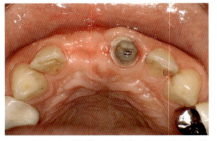

図9-d 吸収速度の違う骨補填材料を混合し、吸収性メンブレンを用いて埋入と同時にGBRを行った。

図9-e 術中に埋入ポジションのインデックスを採得し、事前にラボでプロビジョナルレストレーションを製作した。

図9-f 二次手術前の口腔内所見。周囲組織のボリュームは十分確保され、CTGは不要と判断した。

リッジの症例にも適応でき、さらに複数インプラントシステムのコンビネーションにも応用できる。また、フィクスチャーレベルだけでなく、アバットメントレベルにも使用することが可能となっている（図8）[8]。

審美領域のインプラント治療における骨造成の注意点とリカバリー

寺本昌司　一柳通宣

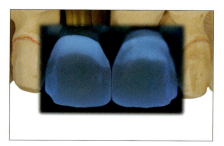

図9-g　明るさをもたらすため、ジルコニアのフレームワークには辺縁歯肉部付近に強い蛍光性を浸透させた。

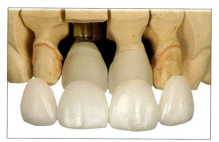

図9-h　色調を合わせるため、4本とも同素材のラミネートベニアを製作し、両側中切歯はラボサイドで接着を行った。

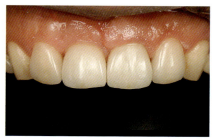

図9-i　補綴物装着後の口腔内写真。シェードの不一致は認められず、軟組織の明るさも保て、審美的な結果が得られた。

2）蛍光性ジルコニア

　近年、チタンベースをジルコニアのフレームワークと接着する、「ハイブリッドタイプ」と呼ばれるアバットメント一体型の上部構造デザインが主流となりつつある。しかしながら、チタンを介在することで光源が反射するという問題点もあり、軟組織が薄くインプラントの埋入深度が浅めに位置する場合、軟組織に変色をきたす、いわゆるソフトティッシュディスカラーレーションが出現してしまう可能性がある。その問題を解決するためには、ジルコニアの素材に強い蛍光性を付与することが効果的だと筆者らは考える（**図9**）[9、10]。

おわりに

　診査・診断、治療計画の立案から最終補綴物の製作に至るまで、デジタルテクノロジーを駆使することが可能となったことは、インプラント治療に大きな進歩をもたらした。しかし、この進歩は万能な治療が可能になったということではない。審美領域のインプラント治療では、歯科医師サイドにはより精度の高い埋入ポジションと戦略的な骨造成の実践、軟組織への対応が必要とされ、ラボサイドには最新の補綴デザイン、マテリアルを駆使し、周囲組織の不足があるときは補綴的手法を用いて補い、周囲組織の安定をサポートし得る上部構造の製作を要求される。

　すなわち、審美的な上部構造を製作するのは歯科技工士の仕事であり、その周囲組織の環境を整えるのが歯科医師の仕事である。そして、トランジショナルルームからエマージェンス・プロファイルが共同作業の場となる。したがって、術前から治療の各段階における歯科医師と歯科技工士のパートナーシップが成功のKeyとなる。

参考文献

1. Funato A, Salama MA, Ishikawa T, Garbar DA, Salama H. Timing, positioning, and sequential staging in esthetic implant therapy: a four-dimensional perspective. Int J Periodontics Restorative Dent 2007;27(4):313-323.
2. 船登彰芳, 石川知弘. 4-Dコンセプトインプラントセラピー その検証と進化 第1回 三次元的埋入位置の考察と抜歯即時埋入の検証. the Quintessence 2017;36(7):76-96.
3. Botticelli D, Berglundh T, Lindhe J. Hard-tissue alterations following immediate implant placement in extraction sites. J Clin Periodontol 2004;31:820-828.
4. Simon BI, Hagen SV, Deasy MJ, Faldu M, Resnansky D. Changes in alveolar bone height and width following ridge augmentation using bone graft and membranes. J Periodontol 2000; 71: 1774-1791.
5. Mynard JG, Wilson RD. Diagnosis and management of mucogingival problems in children. Dent Clin North Am 1980;24(4):683-703.
6. Wennström JL. Mucogingival considerations in orthodontic treatment. Semin Orthod 1996;2(1):46-54.
7. Nozawa T, Enomoto H, Tsurumaki S, Ito K. Biologic height-width ratio of the buccal supra-implant mucosa. Eur J Esthet Dent 2006;1(3):208-214.
8. 山下恒彦. 最新デジタル技術で覚醒するスクリューリテインの可能性. QDT 2017;42(1):105-117.
9. 南 昌宏. インプラントのための軟組織マネジメントを極める 自然感を創出させるためのインプラント修復の考察. In: 水上哲也（監修）. オッセオインテグレイション・スタディクラブ・オブ・ジャパン 15thミーティング抄録集. 東京：クインテッセンス出版 2017;38-41.
10. 一柳通宣. インプラント技工における蛍光性ジルコニアの優位性. 歯科技工 2017;45(6):700-712.

■おことわり

高井康博　Yasuhiro Takai　（広島県開業、高井歯科医院）

「審美領域における抜歯即時インプラント埋入時の骨造成法とその長期的評価」

　この度、私高井はシンポジウム2「安全・確実な骨増生のテクニックとトラブルシューティング」において、上記演題にて講演させていただきました。しかしながら、その内容は、International Journal of Periodontics and Restorative Dentistry に発表した論文＊を基にしており、本誌に再使用することは著作権上困難なため、以下に講演の概要を記載し事後抄録とさせていただきます。

　抜歯即時インプラント埋入法は、1989年に Lazzara が、その優位性として治療期間の短縮・外科手術回数の減少・インプラント周囲組織の保全について述べたことにより世に普及することとなった。しかし、2000年代に入り、いくつかの論文で、抜歯後の唇側歯槽骨は口蓋側に比べより多く水平的・垂直的骨吸収が進むことが報告された。また、抜歯即時インプラント埋入を行っても唇側歯槽骨の吸収は抑制できず、それにともなう歯肉退縮の懸念を報告する論文もあり、その有用性が疑われることとなった。Grunder や Miyamoto らは、インプラント埋入後、長期的に唇側歯槽骨の吸収を抑制し、補綴物周囲の歯肉を維持するためには、最低2mmの厚みの唇側歯槽骨が必要と報告している。

　そこで今回、抜歯即時インプラント埋入を行っても、長期的に唇側歯槽骨の厚みを2mm以上維持できる手法の紹介とCBCTによる唇側歯槽骨の長期的評価、またそれにともなう抜歯即時インプラント埋入の新たな分類とディシジョンツリーを紹介した。

出典
＊Takai Y, Ouhara K, Movila A, Kawai T. Retrospective Case Series Analysis to Evaluate Ridge Augmentation Procedure Applied to Immediate Implant Placement in the Esthetic Zone: Five-Year Longitudinal Evaluation Using Cone Beam Computed Tomography. Int J Periodontics Restorative Dent 2017;37(4):521-530.

教育講演

野阪泰弘　YASUHIRO NOSAKA

矢島安朝　YASUTOMO YAJIMA

教育講演

トラブル症例から学ぶ、安全なサイナスフロアエレベーション

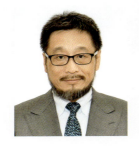

野阪泰弘　Yasuhiro Nosaka　（兵庫県開業）

1985年　大阪歯科大学卒業
1989年　大阪歯科大学大学院修了
2005年　野阪口腔外科クリニック開業
所属：SAFE(Sharing All Failed Experiences)

緒言

　サイナスフロアエレベーションは、上顎洞底部に行う骨造成術で、サイナスリフトとソケットリフトに分類され、インプラント治療における適応症の拡大に大きく寄与している。しかし、サイナスフロアエレベーションでトラブルが起こった場合は、上顎洞炎の併発によって患者に大きなダメージが生じるため、安全な術式と骨補填材料を検証することは重要と思われる。
　一方、多くの論文や書籍では成功例のみが記載されているため、読者はトラブルが生じるリスクを知らずに手術を行う危険性がある。本稿では、CT画像で明らかとなったサイナスフロアエレベーションの新事実を供覧し、トラブル症例で学んだ生体の反応を検証することによって、安全な術式と骨補填材料について考察したい。

上顎洞粘膜を剥離・挙上する？

　通常、サイナスフロアエレベーションの論文や手術書には、「上顎洞粘膜を剥離・挙上する」という表現が用いられている。しかし、実際には上顎洞粘膜の直下に骨膜が存在し、サイナスフロアエレベーションでは「上顎洞粘膜直下の骨膜を剥離、挙上している」ということを認識するべきである（図1）。

術後CTで判明した新事実

1．剥離された上顎洞粘膜は、収縮して分厚くなる

　正常な上顎洞粘膜は紙のように薄いため、CT画像では確認できない。しかし、サイナスリフト直後のCT画像では、剥離された骨膜と上顎洞粘膜はライン状の陰影を呈し、収縮して分厚くなると考えられる（図2-a、b）。一方、手術書では剥離された骨膜と上顎洞粘膜は波状に描写されているが[1]、臨床的にはあり得ない状態と筆者は考えている（図2-c）。

2．術後1週に上顎洞粘膜は腫脹する

　2006〜2016年の11年間に当院で施行したサイナスリフト症例は199例、243側で、術後1週のCT画像では243側（100％）に上顎洞粘膜の腫脹が認められた。上顎洞粘膜腫脹の程度を、残存上顎洞の1/3未満（Type 1）、1/3〜2/3（Type 2）および2/3以上（Type 3）の3タイプに分類した（図3）。Type 1は43側（17.7％）、Type 2は103側（42.4％）、Type 3は97側（39.9％）で、約80％の上顎洞粘膜は残存上顎洞の1/3以上に腫脹していた。一方、術後3ヵ月のCT画像では、上顎洞粘膜の腫脹は自然に消退し（約97％）、上顎洞粘膜の腫脹は外科的侵襲に対する一過性の生体反応と思われた（図3）。

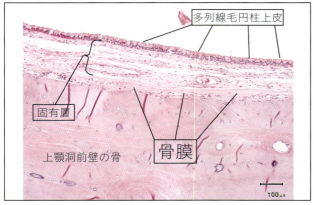

図1　上顎洞前壁から採取した標本の病理組織写真（H.E.染色）。上顎洞粘膜は多列線毛円柱上皮と固有層から成り立ち、固有層の直下には骨膜が存在している。

トラブル症例から学ぶ、安全なサイナスフロアエレベーション　　野阪泰弘

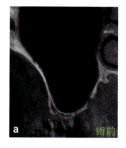
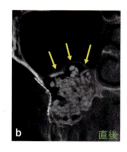
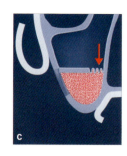

図2-a〜c　正常な上顎洞粘膜は、術前のCT画像では確認できない（a）。一方、術直後のCT画像では収縮した上顎洞粘膜がライン状の陰影として認められる（b；黄矢印）。文献では、剥離された骨膜と上顎洞粘膜が波状に描写されている（c；赤矢印）。

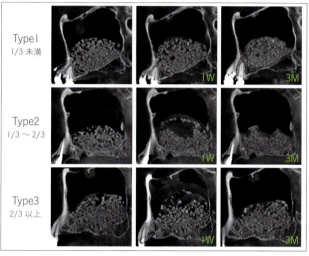

図3　サイナスリフト後1週、上顎洞粘膜は243側（100%）で腫脹していた。腫脹の程度を3タイプに分類したが、術後3ヵ月では97%の症例で上顎洞粘膜の腫脹は自然に消退していた。

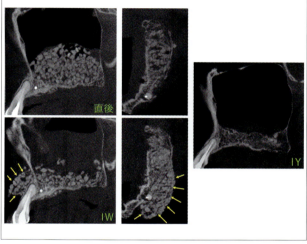

図4　術後1週にType 3の上顎洞粘膜腫脹が生じ、ウィンドウ部を介してβ-TCP顆粒が頬側に溢出している（黄矢印）。術後1年のCT画像では、溢出したβ-TCP顆粒に一致するボリュームでサイナスリフト部に目減りが認められる。

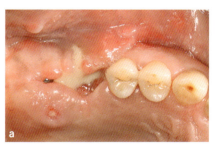
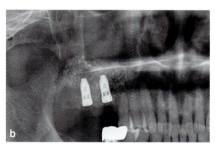
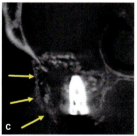

図5-a〜c　他院にてサイナスリフト、GBRおよびインプラント体の埋入を同時に施行した。創の哆開と排膿が認められたため、術後3週に紹介され来院した（a、b）。初診時のCT画像では、ウィンドウ部を介して人工骨が頬側に溢出していた（c；黄矢印）。

3．術後の上顎洞粘膜腫脹により人工骨は移動する

　術後1週に生じる上顎洞粘膜の腫脹により、サイナスリフト部に填入した人工骨が移動し、ウィンドウ部から頬側に人工骨が溢出する場合がある（図4）。人工骨が多量に溢出した場合、サイナスリフト部の体積が減少し、インプラント体の埋入が困難になる可能性がある。さらに、溢出した人工骨によって創の哆開が起こった場合は、術後感染が生じるケースがある（図5）。したがって、チタンメッシュとマイクロスクリューでウィンドウ部を強固に閉鎖すれば、人工骨の溢出を予防することが可能と考えられる（図6）[2]。

■教育講演

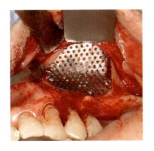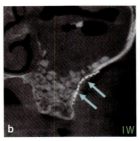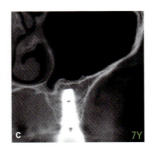

図6-a～c　筆者はウィンドウ部をチタンメッシュとマイクロスクリューで強固に閉鎖している（a）。術後1週に上顎洞粘膜の腫脹が生じたが、β-TCP顆粒の頬側への溢出は認めない（b；青矢印）。術後7年のCT画像では、サイナスリフト部に十分な量の皮質骨様と海綿骨様のX線不透過が認められる（c）。

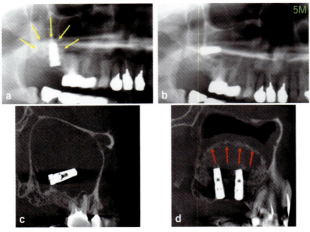

図7　術直後のパノラマX線写真ではソケットリフト部にドーム状のX線不透過像が認められる（a；黄矢印）。しかし、術後5ヵ月のX線写真とCT画像では、インプラント体が上顎洞に迷入している（b、c）。一方、サイナスリフト後1週のCT画像では、上顎洞粘膜の腫脹によって人工骨が上方に移動している（d；赤矢印）。したがって、上顎洞粘膜直下の骨膜が損傷し、インプラント体の初期固定が不十分な場合は、インプラント体が上顎洞に迷入する可能性がある。

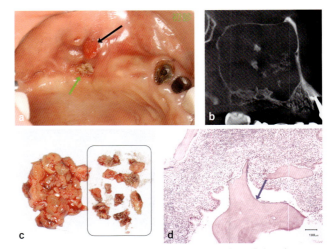

図8　腸骨骨髄細片を用いたサイナスリフト後に感染を生じたため、紹介され来院した。口腔内には瘻孔（a；黒矢印）と腐骨（緑矢印）がみられ、CT画像ではX線不透過物と上顎洞粘膜の著明な腫脹が認められた（b）。骨髄細片（黒枠）と浮腫状の上顎洞粘膜を摘出し（c）、病理組織標本を作製した（H.E. 染色）。著明な炎症性細胞の浸潤が認められ、骨髄細片は核が染色されない骨組織で（d；青矢印）、腐骨と診断された。

4．ソケットリフトでは骨膜損傷と初期固定に注意

　一般的なソケットリフトの術式では、インプラント体周囲に人工骨を填入し、術後のX線写真で人工骨がドーム状を呈していれば成功としている（図7-a）。しかし、インプラント体の埋入時に人工骨を介して圧力が生じるため、骨膜が損傷して粘膜固有層のみになっている可能性がある。一方、粘膜固有層は非常に脆弱なため、わずかの刺激でも上顎洞粘膜に裂開が生じ、人工骨が上顎洞内に拡散する可能性がある。

　さらに、ソケットリフトにおいても、術後1週に上顎洞粘膜は腫脹する。上顎洞粘膜腫脹によって、上顎洞粘膜下にはさまざまな方向に圧力が発生し、インプラント体を上方に引き上げる力が生じる場合がある（図7-d）。したがって、上顎洞粘膜直下の骨膜に損傷があり、インプラント体の初期固定が不十分な場合、重力に反してインプラント体が上顎洞内に迷入する可能性がある（図7-b、c）。

● サイナスリフトの術後感染とリカバリー

　サイナスリフトに術後感染が生じた場合、使用した骨補填材料の種類によって、対処法に違いがあると思われる。また、術後感染のリカバリーは、単に上顎洞炎などの臨床症状を改善させることでは不十分で、「いかにインプラント治療を達成させるか」がポイントとなる。

トラブル症例から学ぶ、安全なサイナスフロアエレベーション

野阪泰弘

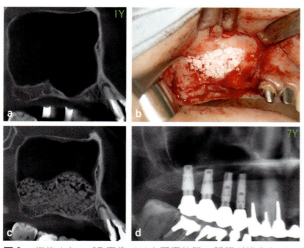

図9 術後1年のCT画像では上顎洞粘膜の腫脹が消失していたため(a)、β-TCP顆粒を用いてサイナスリフトを施行した(b、c)。サイナスリフト後1年にインプラント体を埋入し、現在7年が経ち、経過良好である(d)。

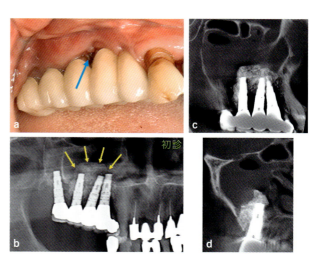

図10 約3年前、右側上顎にサイナスリフトを併用したインプラント治療を受けたが、違和感があるため来院した。初診時、R2、1部より排膿がみられ(a；青矢印)、上部構造体は動揺していた。パノラマX線写真では、4本のインプラント体が埋入され、サイナスリフト部に顆粒状のX線不透過像が認められた(b；黄矢印)。また、CT画像では、上顎洞粘膜が著明に腫脹し、上顎洞炎を発症していると考えられた(c、d)。

腸骨骨髄細片

自家骨は、異物反応を生じないため、経過が良好であればもっともすぐれた骨補填材料と考えられる。しかし、術後感染によって自家骨が腐骨になった場合、タンパク質の変性により自家骨は異物と認識され、全摘出術が必要となる(図8)。全摘出後に上顎洞粘膜の再生が良好であれば、再サイナスリフトによってインプラント治療を達成できる可能性がある(図9)。

非吸収性アパタイト

非吸収性アパタイトの骨補填材料としての作用は、アパタイト表面に骨が形成され、新生された骨によって骨結合が獲得されることである。しかし、非吸収性アパタイトは異物としてインプラント体周囲に残存するため、インプラント周囲炎などにより感染が生じた場合は、アパタイトが感染源になる可能性がある。したがって、非吸収性アパタイトを用いたサイナスリフトで感染が起こった場合、アパタイトに沿ってサイナスリフト部全体に感染が拡大し、上顎洞炎を生じる可能性がある(図10)。さらに、いったん形成された骨が破壊された場合は、骨結合も喪失するため、インプラント体とアパタイトをすべて摘出する場合もある(図11)。

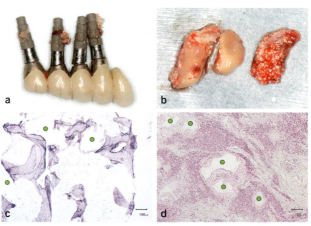

図11 インプラント体と人工骨塊を摘出したが、すべてのインプラント体に骨結合は認めなかった(a)。さらに、人工骨塊にはアパタイト顆粒が明瞭に存在し、塊の固さは数の子様であった(b)。非脱灰病理組織写真(トルイジンブルー染色)では、アパタイト顆粒(緑点)の周囲に骨組織がみられたが、骨組織の周囲には軟組織が存在していた(c)。一方、H.E.染色標本では、骨組織の周囲に線維性結合組織がみられ、著明な炎症性細胞の浸潤が認められた(d)。したがって、本症例ではアパタイト表面に骨が形成され、一旦は骨結合が獲得されたと考えられる。しかし、上部構造の装着後にインプラント体に感染が起こり、アパタイトを介してサイナスリフト部全体に感染が拡大し、骨結合の喪失と上顎洞炎が生じたと考えられた。

教育講演

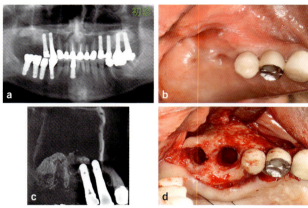

図12 約10年前、Bio-Oss を用いたサイナスリフトを併用して、インプラント治療を受けた。2ヵ月前に R4 と R3 が自然に脱落し、紹介され来院した（a、b）。矢状断 CT 画像では上顎洞粘膜が著明に腫脹し、埋入窩に顆粒状の X 線不透過物が認められた（c）。埋入窩の軟組織を摘出したが、周囲には硬組織が存在していた（d）。

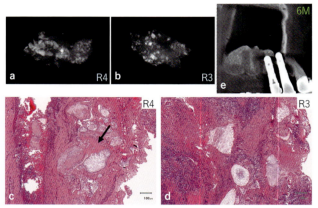

図13 摘出物の X 線写真では顆粒状の X 線不透過物が認められ、遊離した Bio-Oss と考えられた（a、b）。病理組織学的所見（H.E. 染色）として、Bio-Oss 周囲には、一部で骨組織がわずかに存在していたが（c；黒矢印）、線維性結合組織が存在していた。また、R3 部では著明な炎症性細胞の浸潤が認められた（d）。術後 6ヵ月の CT 画像では上顎洞粘膜の腫脹は消退し、埋入窩の X 線不透過性は亢進していたため、インプラント体の再埋入が可能と思われた（e）。

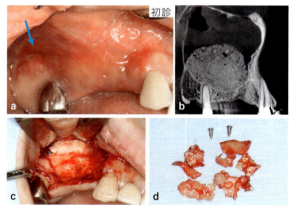

図14 約3週間前、オスフェリオンを用いたサイナスリフトを施行し、排膿があるとのことで紹介され来院した（a；青矢印）。患者は頭痛、後鼻漏および右側鼻閉感を訴え、CT 画像では上顎洞粘膜の腫脹が認められた（b）。1回目の小手術として、ウィンドウ部に設置された吸収性遮断膜とスクリューを除去し、洗浄によって遊離した β-TCP 顆粒を摘出した（c、d）。

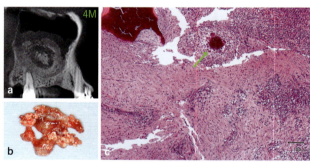

図15 術後4ヵ月の CT 画像では、サイナスリフトの中心部に X 線不透過性の顆粒がみられ、周囲にはドーナツ状に X 線透過像が認められた。さらに、周辺部には X 線不透過像が存在し、上顎洞粘膜の腫脹は軽減していた（a）。2回目の小手術として、X 線透過像部を摘出したが、軟組織の中心部には β-TCP 顆粒が存在していた（b）。病理組織写真（H.E. 染色）では、線維性結合組織と炎症性細胞の浸潤がみられ、β-TCP 顆粒（緑矢印）の周囲には異物巨細胞が認められた（c）。

Bio-Oss®

　Bio-Oss は牛骨由来の天然アパタイトで、周囲に新生骨が形成されて強度が生じ、ゆっくりではあるが Bio-Oss 自体も骨に置換すると報告されている[3]。しかし、長期的に Bio-Oss がインプラント体の周囲に残存するため、インプラント周囲炎が生じた場合、非吸収性アパタイトと同様に骨結合を喪失する可能性がある（図12）。一方、Bio-Oss は異物として周囲骨から遊離するが、非吸収性アパタイトとは違ってサイナスリフト部全体の骨破壊は生じにくいと思われる（図13）。したがって、インプラントの埋入窩を十分に掻爬し、同部に骨が再生されれば、インプラント体の再埋入が可能と考えられる。

トラブル症例から学ぶ、安全なサイナスフロアエレベーション　　野阪泰弘

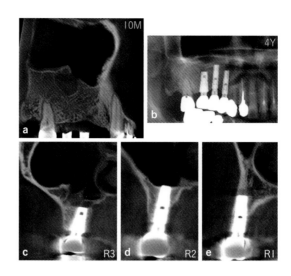

図16 術後10ヵ月のCT画像では、軟組織の摘出部にX線不透過像が認められた。さらに、サイナスリフト部は皮質骨様と海綿骨様のX線不透過像を呈し、β-TCP顆粒は骨組織に置換していると考えられた（**a**）。現在、インプラント体の埋入後4年が経過しているが（**b**）、頬舌断CT画像でインプラント体の周囲にX線不透過像が認められ、経過は良好である（**c〜e**）。

オスフェリオン®

　オスフェリオンは、高純度のβ-TCP（β-リン酸三カルシウム）で、破骨細胞により吸収されて骨に置換する[4]。サイナスリフトにオスフェリオンを使用した場合は、十分な強度が出現するまでに9〜12ヵ月を要するが、オスフェリオンは感染に強いと筆者は考えている。つまり、術後感染が生じた場合（**図14**）、ウィンドウ部の遊離したβ-TCP顆粒を摘出すれば、生体は骨に置換しないβ-TCP顆粒を分離する（**図15**）。さらに、分離されたβ-TCP顆粒を周囲の軟組織とともに摘出することによって、同部には骨が形成され、再サイナスリフトを行わずにインプラント治療の達成が可能であった（**図16**）。筆者は、同様の経過を呈した症例を他に3例経験している。

まとめ

　サイナスフロアエレベーションにおける生体の反応には、未解決の問題が多数存在し、多くの論文が発表されている。しかし、論文の参考文献には、執筆者の理論を支持する文献のみが引用され、内容を否定する症例や文献は引用されない傾向がある。つまり、多くの論文には「確証バイアス」が存在していることを知っておくべきで、つねに疑いの目で論文を読むことが重要と思われる。

　一方、サイナスフロアエレベーションのトラブル症例では、未知の真実に直面し、新たな生体の反応を学べることが多い。さらに、リカバリー法を検討する場合、生体の反応を熟知していなければ、インプラント治療を達成させることは困難と思われる。したがって、臨床医は貴重なトラブル症例を共有する機会が必要で、トラブルの原因と対処法を検証し、安全な術式と骨補填材料について考察すべきと考えられる。

参考文献

1. Katsuyam H, Jensen SS, Chen S, Buser D, Wismeijer D(eds). ITI Treatment Guide, Sinus Floor Elevation Procedures. Berlin:Quintessence Publishing, 2011.
2. Nosaka Y, Nosaka H, Arai Y. Complications of postoperative swelling of the maxillary sinus membrane after sinus floor augmentation. J Oral Science & Rehabilitation 2015;1(1): 26-33.
3. Sartori S, Silvestri M, Forni F, Icaro Cornaglia A, Tesei P, Cattaneo V. Ten-year follow-up in a maxillary sinus augmentation using anorganic bovine bone (Bio-Oss). A case report with histomorphometric evaluation. Clin Oral Implants Res 2003;14(3):369-372.
4. Matsunaga A, Takami M, Irié T, Mishima K, Inagaki K, Kamijo R. Microscopic study on resorption of β-tricalcium phosphate materials by osteoclasts. Cytotechnology 2015;67(4):727-732.

教育講演

骨造成法の基本的なエビデンスとその将来

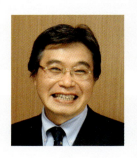

矢島安朝　Yasutomo Yajima　（東京歯科大学口腔インプラント学講座）

1980年　東京歯科大学卒業
1985年　東京歯科大学大学院歯学研究科修了（口腔外科学専攻）
2006年　東京歯科大学千葉病院口腔インプラント科 教授
2013年　東京歯科大学水道橋病院 病院長

骨造成法の現状

いったん歯を失うと、歯を支持していた歯槽骨は急速に吸収され、インプラント治療のためには骨量が絶対的に不足してしまうケースが多い。このようなケースの場合、機能的にも審美的にもすぐれたインプラント治療を行うために、骨造成法が施されたのちにインプラント埋入手術が行われている。

従来より骨造成法のゴールドスタンダードは自家骨移植であり、もっとも安全で成功率の高い骨造成法である。自家骨移植がすぐれている理由は、骨形成細胞が豊富であり、増殖、分化も活発に行われるからである。しかし、骨採取のための手術が必要であり、患者にとっては大きな侵襲となるという重大な欠点がある。

そこで、骨採取の侵襲を排除するために、代用骨（リン酸カルシウム系骨補塡材料：HA、β-TCP など）、同種他家骨（脱灰凍結乾燥骨：DFDBA）、異種骨（Bio-Oss）などが用いられ患者の負担も軽減した。しかし、これらの方法では移植材料中に新生骨を形成できる細胞が存在しないため、母床からの骨形成細胞の供給に頼るしかない。そこで、近年、再生医療が注目を浴び、細胞治療・移植（iPS 細胞、ES 細胞、幹細胞）によってダイレクトに骨形成細胞を増加させる方法が研究されている。同時に、母床からの骨形成細胞の増殖・分化を促す生理活性物質（成長因子、サイトカイン、タンパク、薬剤など）によって早期の骨形成に期待する方法も用いられている。

いずれにせよ、骨造成法の主役は骨形成細胞である。本稿では骨形成細胞からみた骨造成法を、基本的知識の再確認によって見直してみたい。なお、本稿は平成29年度OJミーティング教育講演の内容から、紙面の関係上、自家骨移植を中心にまとめたものである。

骨造成法の基礎的知識の再確認

1．骨造成法が成立するための要件は？

骨造成法が成功するためには、移植材料（自家骨、代用骨など）の周囲で新生骨が早期に、確実に形成されなければならない。つまり、骨形成の促進がもっとも重要な課題となる。骨形成の促進には、成熟した骨細胞では役に立たず、前駆細胞である骨形成細胞が必要となる。さらに、それらの細胞に栄養を与えるための新生血管も必須である。したがって、骨形成の促進には、「骨形成細胞の供給」と「血管網の再形成」の2つが大きな役割を果たすことになる（**図1**）。

1）骨形成細胞の供給（**図2**）

骨造成がなされた後の骨形成細胞の供給源には2つあり、一つは母床から骨形成細胞が移植材料内部に侵入し新生骨を形成する場合と、もう一つは移植材料中に生きた骨形成細胞があり、移植された場所でこの細胞が生き残り、ここから新生骨を形成する場合である。母床側、移植側の両方から骨形成細胞が供給されれば、早期に確実な骨形成が期待できるわけである。人工材料中には骨形成細胞が存在しないため、当然一方向からの細胞供給源を用いているにすぎない。

したがって、骨形成細胞の供給面からもっともすぐれた移植材料は、採取された移植骨中に多くの骨形成細胞が存在し、これを移植床に移動させた後もこれらの骨形成細胞は生き残り、移植床で旺盛な骨形成能を発揮するものということになる。

骨造成法の基本的なエビデンスとその将来

矢島安朝

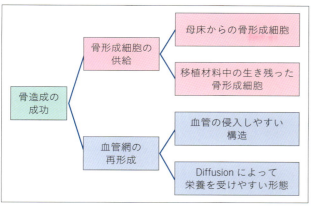

図1　骨造成法が成功するための条件。骨造成が成功する有利な条件は、骨形成細胞が母床からも移植材料中からも供給され、さらに再血管化が速やかに起こることである。

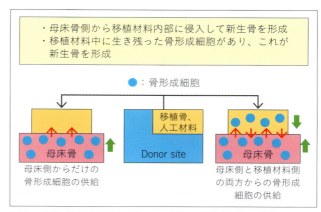

図2　骨造成法が成功するための条件：骨形成細胞の供給。

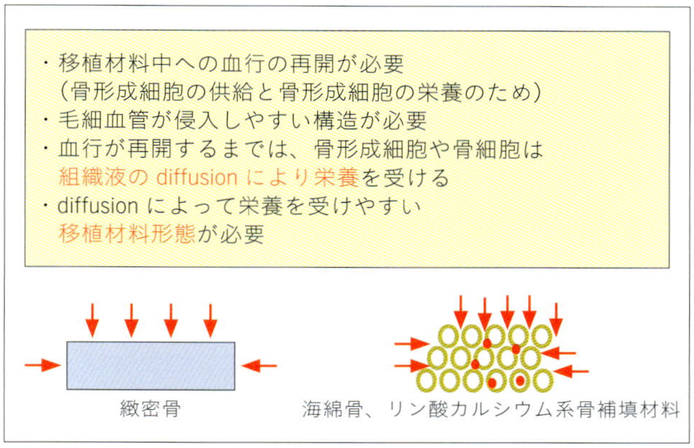

2）血管網の再形成（図3）

　骨形成細胞が活発に新生骨を形成するためには、充分な栄養が必要であるため、移植材料中への血行の再開が必要である。移植材料中への毛細血管の侵入、つまり血管再形成（revascularization）が必要不可欠であり、これが骨形成細胞の増殖と新生骨の形成を促すことになる。

　骨移植の場合、移植直後はまだ血行の再開がない。そのため、血行を絶たれて移植された骨細胞や骨形成細胞は、母床側よりの組織液のdiffusion（拡散）によってのみ栄養される。きわめて悪条件の中で細胞は生き延びなくてはならない。したがって、移植骨中の骨形成細胞がdiffusionによって栄養を受けやすい形態が必要となる。

　栄養を受けやすい形態とは、可及的に広い表面積で組織液と接触できることである。移植骨が硬い緻密骨では、広く組織液が行き渡ることはできず、また緻密骨は血管の侵入を阻むため血行の再開も遅くなる。海綿骨のような多くの空隙を持つ多孔体であれば、表面積が広いため栄養を受けやすく、骨梁の表面に存在する細胞は生き残り、血管の侵入も容易で血行は早期に回復することになる。

2．移植骨、移植材料のエビデンス

1）移植骨の種類と能力（表1）[1]

　移植に用いられる骨の種類は**表1**のように分類され、その能力を骨造成が成功するための条件である「血管網の再形成」

図3　骨造成法が成功するための条件：血管網の再形成。

と「骨形成細胞の供給」、さらに臨床的な重要性から「形態賦与・力学的強度」に分けて記載した。

　これら3要素を基準として考えると、もっともすぐれた移植骨は血管柄付き骨移植である。血管柄付き骨移植は、骨の採取と同時にその骨を栄養する動静脈も一緒に取りだし、移植床の血管と吻合するので、生きたままの骨組織を移植することになり、骨形成細胞、骨細胞の多くは生き残る[2]。しかし、大きな侵襲をともなうこの方法は、腫瘍性病変治療後の顎顔面再建手術に用いられる特殊なもので、頻度の低い骨造成法である。

　一方、遊離骨移植の中でもっともすぐれた骨形成の能力を示すものは、骨髄を含む海綿骨骨梁移植（Particulate-Cancellous-Bone and Marrow：以下、PCBM移植と略す）である（図4）。

教育講演

表1 移植骨の種類と能力：血管網の再形成、骨形成細胞の供給、形態付与・力学的支持の3項目で評価（文献1より引用・改変）

	骨質による分類		骨形態による分類			骨の血行による分類		リン酸カルシウム系骨補填材料
	緻密骨移植	海綿骨移植	皮質骨を中心としたブロック骨移植 口腔外：腸骨、肋骨、頭蓋骨より採取 口腔内：下顎枝外側部、オトガイ部より採取	骨髄を含む海綿骨骨梁移植（PCBM）口腔外：腸骨、脛骨より採取 口腔内：オトガイ部、上顎結節部より採取	皮質骨細片移植（bone chip）皮質骨を細片状にしたもの	遊離骨移植（血行なし）「骨質による分類」「骨形態による分類」における骨移植は、すべて遊離骨移植	血管柄付き骨移植（血行あり）軟組織を含んだ複合移植として使用される場合が多い	
血管網の再形成	×	○	△	◎	○	血管網の再形成が必要	すでに血管網あり ◎	○
骨形成細胞の供給	×	◎	×	◎	×	形態により違いあり	骨形成細胞は生き残る ◎	×
形態付与・力学的強度	◎	×	◎	×	×	形態により違いあり	◎	×

◎：非常にすぐれている　○：すぐれている　△：わずか　×：なし

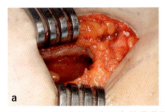 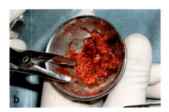 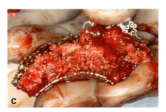 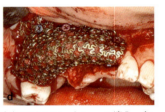

図4-a～d　骨髄を含む海綿骨骨梁移植（PCBM移植）。**a**：腸骨よりPCBMを採取。**b**：採取されたPCBM。**c**：チタンメッシュトレーへ填入。**d**：骨欠損部へトレーとともにPCBM移植。PCBM中の骨形成細胞は、移植床に運ばれると、血行が断たれているため厳しい環境下におかれる。しかしPCBMは、diffusionによって栄養を受けやすい形状、さらに再血管化のために有利な形態を有していることから骨形成細胞は生き延び、活発な造骨能を示す。

2）皮質骨中心のブロック骨移植とPCBM移植の骨創傷治癒の違い（図5）[1]

　ブロック骨移植では、骨の採取により血行がいったん遮断されるため、移植骨に付随するほとんどの細胞は死滅する[3]。皮質骨は硬い基質が多くを占めているため、血管の侵入を阻み血行の再開が遅延し、移植骨の大部分は壊死骨（血行不良による梗塞骨）となり、破骨細胞による骨吸収が先行する[4]。その後、血管新生が徐々になされ、骨吸収と骨添加を繰り返しながら、長期間経過後、移植骨は完全に吸収し新生骨に置き換わるが、当初の移植骨の容積よりも大きく減少する。

　PCBM移植の場合は、移植骨の表面積が広く、空隙が多いためdiffusionにより栄養されやすく、また皮質骨に比べ血管の再形成も行われやすいため、多くの骨形成細胞は生き残って高い骨形成能を示し、移植された骨形成細胞から直接新生骨が形成される。またPCBM中には、多数の骨髄幹細胞が存在し、これが骨形成細胞に分化し、新生骨の形成添加が早期より開始される。

　したがって、移植骨の生着や造骨機転の面からは、PCBM移植のほうがブロック骨移植よりもはるかに有利である。しかし形態付与、力学的強度の面では、当然ブロック骨のほうがすぐれている。

　皮質骨細片移植（図6）は外見上PCBM移植と同じようにみえるが、骨の創傷治癒からはまったく異なった材料である。臨床的には下顎枝外側の皮質骨を採取し、これを砕いて骨陥凹部などに使用することが多い。皮質骨細片移植は、緻密骨を細片状に砕いて表面積を増やし、血管が侵入しやすい有利な形態を付与しただけで、本来緻密骨である移植骨中に骨形成細胞はほとんどみられないため、母床よりの細胞供給に頼るのみである。

3）移植材料の能力

　リン酸カルシウム系骨補填材料（α、β-TCP、HA）は、多

骨造成法の基本的なエビデンスとその将来

矢島 安朝

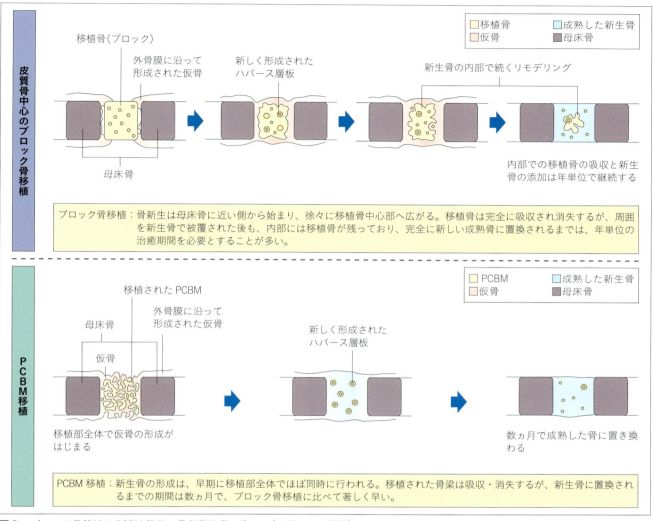

図5 ブロック骨移植とPCBM移植の骨創傷治癒の違い。（文献1より引用）

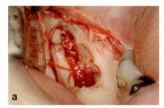
a

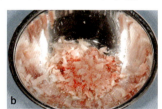
b

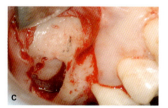
c

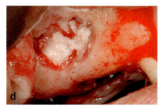
d

図6-a〜d 皮質骨細片移植による上顎洞底挙上術。移植骨側に生き延びた骨形成細胞はないが、再血管化に適した形状を有する。スペースの確保が目的である。a：下顎枝外側の皮質骨を採取。b：採取した骨を細片状に加工。c：上顎洞粘膜を挙上し移植床を作成。d：皮質骨細片を補填。

孔体であるため血管や骨形成細胞が侵入しやすい格子状構造をもっている。これを骨伝導能（表2）という。しかし、リン酸カルシウム系骨補填材料には、自家骨移植がもつ骨形成能、骨誘導能は存在しない。当然、骨形成細胞も持ち合わせてはいない。

したがって、実際の臨床では単独で用いるよりも自家骨移植や成長因子などと合わせて用いられることが多い。最大の利点は、自家骨移植と比べ手術侵襲がはるかに小さいことである。しかし、リン酸カルシウム系骨補填材料中にインプラント体を埋入した時の界面において、チタンと骨補填材料の接触部の創傷治癒や長期経過後の変化などに不明な点も数多く残されている。

■ 教育講演

表2 移植材料の能力

骨形成能	：移植した骨系細胞が生き残り、その細胞が新生骨を形成する能力（骨髄部分を含む自家骨）
骨誘導能	：未分化な間葉系細胞を刺激し、骨を形成する能力を持った細胞に分化させる能力（BMPなど）
骨伝導能	：血管をともなって骨形成細胞が進入しやすい格子状構造を持った能力（HA、β-TCPなど）

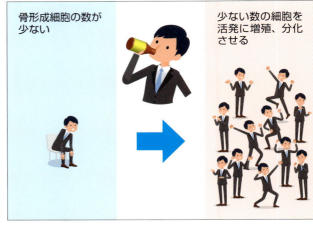

図7-a、b 生理活性物質の役割：骨形成細胞の増殖、分化を促進するために生理活性物質を利用。生理活性物質はあくまでも脇役であり、いわば栄養ドリンクである。主役は骨形成細胞である。

4）生理活性物質（成長因子、血液濃縮液、薬剤）の能力

　成長因子のFGF（Fibroblast Growth Factor）、BMP（Bone Morphogenetic Protein）、PDGF（Platelet Derived Growth Factor）、TGF-β（Transforming Growth Factor-β）、IGF（Insulin-like Growth Factor）、血液濃縮液のCGF/PRF（Concentrated Growth/Platelet Rich Fibrin）、PRP（Platelet Rich Plasma）やスタチン系薬剤は、骨形成細胞の増殖・分化を促進するために有効であることが実験的に報告されている。しかし、骨形成細胞やその前駆細胞などが存在しない部位に、どれほど成長因子を加えても骨形成は起こらない。つまり、母床よりの骨形成細胞の供給がなければ、生理活性物質は骨新生にはまったく役立たないのである。

　図7に生理活性物質の役割をまとめる。細胞が疲労している時（大きな骨侵襲、骨関連の疾病など）には、自らが産生すべき成長因子などの濃度が低下する。つまり骨形成細胞は栄養不良となり増殖能が低下する。ここに「栄養ドリンク」のように細胞を元気にするための生理活性物質を外部から加える

ことにより、骨形成細胞の増殖と分化の促進が可能となる。あるいは、骨形成細胞の数が少ないとき、生理活性物質（栄養ドリンク）を加え、少ない数の細胞を活発に増殖、分化させ骨形成をめざすことが可能となる。

◉ インプラント治療のための骨造成法の将来

1．再生医療を考慮した新たな骨造成成立の要件

　新たな時代の骨造成成立要件を**図8**に示す。「骨形成細胞の供給」の部分に細胞治療、細胞移植を加えた。これはiPS細胞、ES細胞、骨髄幹細胞を指し、これらは現在、高度再生医療として高い関心を集めている部分でもある。しかし、これらが一般的な臨床現場で日常的に行われるためには、まだまだ多くの問題を解決しなければならず、さらに多くの時間と経費が必要であろう[5]。

　一方、「骨形成細胞の増殖と分化の促進」も新たに加わった項目である。生理活性物質を用いて早期に新生骨をつく

骨造成法の基本的なエビデンスとその将来

矢島安朝

りだすことは、インプラント治療期間の短縮にもつながり、今後ますます盛んに行われることが予測される。しかし、Schliephake[6]は、成長因子の臨床的有用性についてのシステマティックレビューを報告し、その中で「血液濃縮液に関して顎骨再建、サイナスリフト、抜歯窩の治癒、歯槽堤の垂直的・水平的骨造成における有効性を支持するエビデンスはない」、「rhBMPは抜歯窩の治癒とサイナスリフトにおいてのみ有効である」としている。つまり、顎顔面領域の骨造成法における成長因子の臨床的有効性に関しては、今のところ限定的であると考えられる。

いずれにせよ、今後求められる骨造成法は「超低侵襲で早期治癒可能な骨造成法」であることに間違いはない。そのためには、細胞治療・成長因子・担体による再生医療が早急に開発・発展することに期待したい。

2．骨造成法を回避する新しいインプラントシステムの開発

どんなに顎堤の骨幅がなくとも、どんなに骨高径が足りなくとも丈夫で早期に骨結合が得られるインプラントシステムがあれば、骨造成法は不要となる。骨造成法を回避するために、新しいインプラント材料、システムが開発・市販され始めている。最近、注目を集めているのは、強度を上げるためにチタンにジルコニウムを配合したチタンジルコニウム合金（Ti-Zr）である。13～17%のZrを含有しており、引っ張り強さが約950MPaと公表されている。現在、すでにTi-Zr合金のインプラント体としてストローマン社からRoxolid®という名称で販売が開始された。先行研究[7,8]によればTi-Zr合金のインプラントは、従来の純チタン製インプラントと比較し、ISO 14801の疲労試験において24%強度が向上した。臨

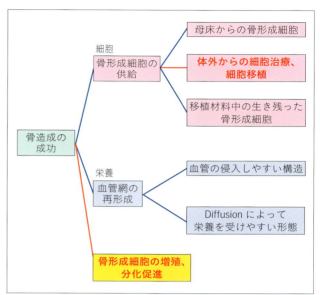

図8　再生医療を考慮した新たな骨造成法成立の要件。

床研究では、Ti-Zr合金のRoxolid®インプラントを357症例（603本のインプラント体）に使用し、2年後の成功率は97.4%と良好で、辺縁骨の吸収もほとんど認められなかったと報告されている[9]。さらに、注目すべきことは、Roxolid®の直径3.3mmを使用したことにより、54%もの症例で骨造成法が回避できたとしている[9]。

現在の骨造成法は、患者の多大な負担のもとに母床を改変する。しかし本来は、患者に荷物を負わせるのではなく、インプラント側（材料側）に背負わせることが患者中心の歯科医療であろう。素材開発がさらに進むことにより、多くの骨造成法が不要になる可能性に期待が集まる。

参考文献

1. 矢島安朝．骨造成法による硬組織の再建．In: 日本口腔外科学会（編）．一般臨床家、口腔外科医のための口腔外科ハンドマニュアル`16. 東京：クインテッセンス出版，2016;29-39.
2. 古谷義隆，野間弘康，矢島安朝．イヌ下顎における血管柄付再植骨および遊離再植骨へ埋入したインプラント周囲の骨形成過程に関する研究．日口外誌 2002;48(11):557-571.
3. 長内幸一．骨髄を含む海綿骨梁移植の実験的研究．歯科学報 1981;81(5):875-887.
4. 黒田雅仁．下顎骨欠損への骨髄を含む海綿骨梁移植における骨新生と骨再構築機転に関する実験的研究．歯科学報 1983;83(6):683-711.
5. 西村正宏．歯科臨床のための顎骨の再生・増生の科学．東京：医学情報社，2015;24-70.
6. Schliephake H. Clinical efficacy of growth factors to enhance tissue repair in oral and maxillofacial reconstruction: a systematic review. Clin Implant Dent Relat Res 2015;17(2):247-273.
7. Bernhard N, Berner S, Wild M, Wieland M. The binary TiZr alloy-a newly developed Ti alloy for use in dental implants. Forum Implantologicum 2009;5(1):30-38.
8. Gottlow J, Dard M, Kjellson F, Obrecht M, Sennerby L. Evaluation of a new titanium-zirconium dental implant: a biomechanical and histological comparative study in the mini pig. Clin Implant Dent Relat Res 2012;14(4):538-545.
9. Al-Nawas B, Domagala P, Fragola G, Freiberger P, Ortiz-Vigón A, Rousseau P, Tondela J. A Prospective Noninterventional Study to Evaluate Survival and Success of Reduced Diameter Implants Made From Titanium-Zirconium Alloy. J Oral Implantol 2015;41(4):e118-125.

QDT別冊 ジャパニーズ エステティック デンティストリー 2018

日本発・世界を牽引する最新審美症例集

THE JAPANESE JOURNAL OF *Esthetic* DENTISTRY

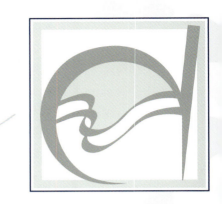

2018年、最先端の審美修復治療に臨むための知識を、ここから。

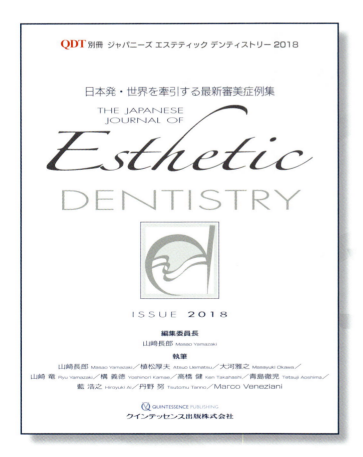

▼本誌は、Quintessenz Verlag（ドイツ）発行の「the International Journal of Esthetic Dentistry」の日本版。創刊4年目を迎え、いっそう充実した内容に。今年も、日本屈指の著名臨床家陣が世界を見据えたテクニックとマテリアルで送り出す審美症例の数々に目を奪われる。また、例年好評の the International Journal of Esthetic Dentistry からの翻訳論文も掲載。すべての症例が、症例への深い考察とチームワーク、そして患者とのコミュニケーションの結果として仕上がっている。読者は、最先端審美修復の目撃者となる。

山﨑長郎：編集委員長

山﨑長郎／植松厚夫／大河雅之／山崎 竜／
構 義徳／高橋 健／青島徹児／藍 浩之／
丹野 努／Marco Veneziani：著

QUINTESSENCE PUBLISHING 日本　●サイズ：A4判変型　●154ページ　●定価　本体6,400円（税別）

クインテッセンス出版株式会社
〒113-0033　東京都文京区本郷3丁目2番6号　クイントハウスビル
TEL 03-5842-2272（営業）　FAX 03-5800-7592　http://www.quint-j.co.jp/　e-mail mb@quint-j.co.jp

会員発表

山田陽子 — YOKO YAMADA

八木原淳史 — ATSUSHI YAGIHARA

丹野 努 — TSUTOMU TANNO

上野博司 — HIROSHI UENO

佐藤憲治 — KENJI SATO

小田師巳 — NORIMI ODA

会員発表

鼻腔底下ブロック骨移植を併用したGBR法

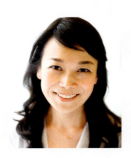

山田陽子　Yoko Yamada　（東京都開業）

1998年　北海道大学歯学部 卒業
2004年　東京医科歯科大学大学院 修了
2009年　デンタルサロン麹町 開業
日本口腔外科学会、日本口腔インプラント学会、DC21、WDC

はじめに

上顎前歯部の唇側骨幅は非常に薄く、日本人は平均0.63mmと報告されている[1]。この薄い唇側骨は、歯根膜と骨膜の血管網による十分な血液供給によって存在するが、歯を喪失すると血管網は失われ、血液供給が半減し、骨頂は急速に吸収する。

抜歯後の唇側骨と口蓋骨の厚みを検証した論文では、抜歯後4～8週には唇側骨は吸収され、束状骨は存在しなくなることが示唆されている[2]。

骨形態の分類

上顎前歯部での抜歯後の骨形態分類と、それぞれの治療法を表1に示す[3]。

本稿では、class 2、3の唇側壁が存在しないものに対し、鼻腔底下ブロック骨移植を併用したGBRを行い、低侵襲でなおかつ審美的結果を獲得した症例を報告する。

インプラントの骨造成法

歴史的に骨組織再生には、自家骨移植法が推奨されてきた[4,5]。しかしながら、自家骨に代わる骨再生材料の研究や低侵襲な骨再生法の模索の結果、1990年初頭からGBRを中

表1　Hämmerle と Glauser による抜歯後の形態分類[3]

Class	0	1	2	3	4	5
骨形態						
治療法	通常埋入		骨ブロック GBR 1回法		骨ブロック （オンレーグラフト、 サドルグラフト） 2回法	

鼻腔底下ブロック骨移植を併用した GBR 法

山田陽子

自家骨移植による骨造成術（図 1〜23）

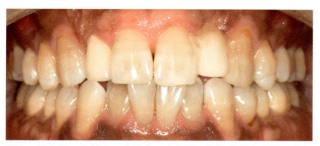

図1　初診時の口腔内。全顎的に中等度の慢性歯周炎が認められる。また、2|部には仮歯が装着されており、2|2の歯肉マージンのレベルが明らかに異なった。

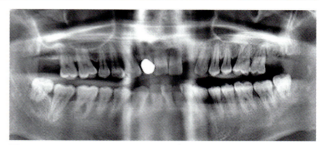

図2　同パノラマX線写真。患者は|2の欠損部にインプラント治療を希望した。

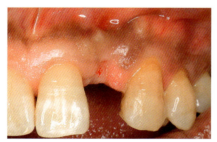

図3　仮歯を撤去した状態。Kois の分類によると、歯肉の形態は high scallop、バイオタイプは喫煙者であったため線維性の歯肉で thick、骨頂の位置は low で high risk であった[6]。

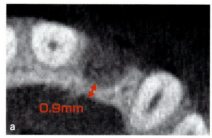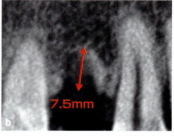

図4-a、b　CT 画像では水平的骨幅は0.9mm あり、垂直的には頬側に7.5mm の裂開があることが認めれた。

心とした骨再生法が臨床展開されるようになったが、今日でも、自家ブロック骨移植法の有用性は高い。

上顎前歯領域へ骨造成を行う際のブロック骨の採取部位として、下顎枝・鼻腔底下・オトガイなどが挙げられるが、低侵襲で合併症が少ない部位を選択すべきである。

下顎枝は、上顎骨質に比べ皮質骨が厚く海綿骨が少ないため、リモデリングするのに時間もかかり、術野も2ヵ所に及んで侵襲が大きくなる。また、オトガイからの採取は、神経麻痺などの偶発症が生じやすいという欠点がある。

鼻腔底下は上顎前歯部と似た骨質を持ち、皮質骨は薄く、非常に海綿骨に富み、母床骨に生着しやすいといった利点がある。また、術野は1ヵ所となるため低侵襲な手術が可能となる。

症例供覧

診査・診断および治療計画

患者は57歳の男性会社員。他院からのインプラント治療依頼で来院した。現病歴は、|2を歯根破折のため、6ヵ月前に抜歯した。その後、仮歯装着後に未来院となった。全身的既往歴に特記事項なし。以前、喫煙していたが、1年前に禁煙している。

初診時の所見では、全顎的に中等度慢性歯周炎が認められた。また、|2には仮歯が装着されており、左右側切歯の歯肉マージンのレベルが明らかに異なっている（図1、2）。

|2の歯肉の状態を診査したところ、Kois の分類[6]により high risk であった（図3）。CT 画像では、水平的骨幅は0.9mm、垂直的には頬側に7.5mm の裂開が認められた（図4）。診断用ワックスアップにおいては、反対側同名歯と歯肉マージンレベルを合わせようとすると、骨造成が必要であることが確認できる（図5）。

以上の診査結果より、シミュレーションソフトを用いて反対側同名歯の骨レベルを参考に理想的なポジションとなるようにインプラント埋入を計画した（図6）。インプラントは、辺縁骨吸収が最小限になるような嵌合様式の horizontal offset 型を用いる。また、隣在歯との連続性を保つためには、

会員発表

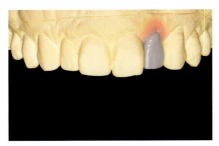

図5 診断用ワックスアップ。反対側同名歯と歯肉マージンレベルを合わせようとすると骨造成が必要であることがわかる。

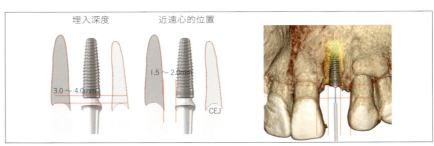

図6 シミュレーションにて、もっとも理想的な位置にインプラントを埋入する計画を立てる。

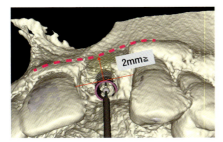

図7 頬側骨の厚みは、審美的な面から、反対側同名歯周囲骨との連続性を保つためには2mm以上必要であった。

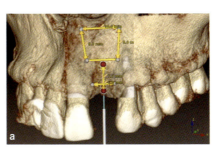

図8-a、b 根尖部から鼻腔底下にかけて十分な骨の厚みがあることが確認できた。そこで、鼻腔底下よりブロック骨を採取し、インプラントのプラットフォーム部に移植する計画を立てた。

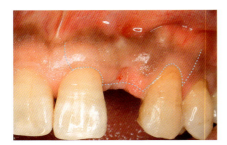

図9 切開線は|1の近心隅角から縦切開を入れ、歯槽頂は口蓋寄りに、そして、|3の遠心隅角に縦切開をいれる。隅角は血流を考慮し、なるべく鋭角にならないようにした。

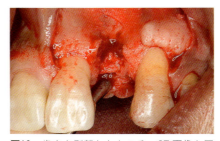

図10 歯肉を剥離したところ、CT画像と同様の骨欠損が認められた。口蓋の骨は理想的マージンまであった。

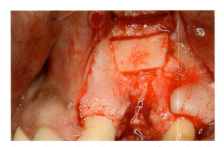

図11 先程の設計どおりに、ブロック骨を採取。

唇側に2mm以上の骨が不足していたため（図7）、根尖部から鼻腔底下にかけて、ブロック骨を採取し、インプラントのプラットフォーム部に移植することとした（図8）。

ブロック骨の設計は、安全域を確保するため隣在歯から最低2mm離し、上限は鼻腔底の皮質骨は残すようにし、審美的には前鼻棘は残している。下限はインプラントの初期固定を失わない程度で必要最小限の骨ブロックを採取する[7]。

術式

切開線は隅角部の血流を考慮し、なるべく鋭角にならないようにする（図9、10）。歯肉を剥離後、ピエゾサージェリーを用いてブロック骨を設計どおりに採取した（図11）。刃の厚みが0.35mmと非常に薄いため、バーなどよりも薄く精密に採取することができる（図12）。

インプラントは30Ncmの初期固定を獲得したので、ブロック骨を母床骨に適合するように調整し、ボーンスクリューで

鼻腔底下ブロック骨移植を併用したGBR法

山田陽子

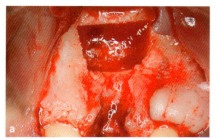
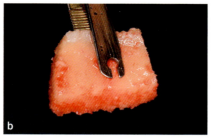
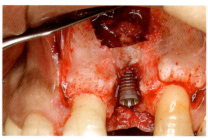

図12-a、b ピエゾサージェリーを使用してブロック骨を採取した。

図13 インプラント埋入。30Ncmの初期固定を獲得することができたので同時に骨移植を行うことにした。また、鋭匙にて移植骨の採取部位から海綿骨を採取する。

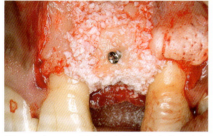
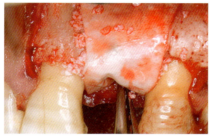
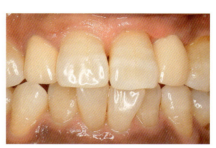

図14 ブロック骨を母床骨に適合するように調整し、ボーンスクリューで固定。周囲には緊密になるように自家骨骨片とBio-Ossを填入し、顎底の形態を整えた。

図15 吸収性メンブレンで被覆し、縦切開は6-0、歯槽頂切開は4-0で閉縫し手術を終了した。

図16 術後3ヵ月。プロビジョナルレストレーションを装着した。

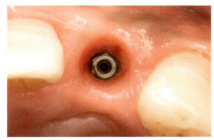
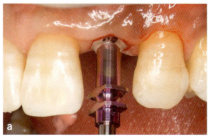

図17 プロビジョナルレストレーションでティッシュスカルプティングを行い、軟組織マネジメントをしていく。

図18-a、b カスタマイズしたインプレッションコーピングにて最終上部構造の印象採取を行った。

固定した（**図13**）。ギャップと周囲には緊密になるようにブロック骨採取部位からの自家骨粉砕骨片とBio-Ossを填入し、顎底の形態を整えた（**図14**）。その後、吸収性メンブレンで被覆し閉創した（**図15**）。

プロビジョナルレストレーション

術後3ヵ月にプロビジョナルレストレーションを装着（**図16**）。軟組織の形態を整え、最終的にカスタマイズしたインプレッションコーピングを用いて印象採取を行った（**図17、18**）。

最終補綴物

歯科技工所にて、デジタル上でデザイン、カラーリング、シンタリングした後、プロビジョナルレストレーションのサブジンジバルカントゥアの形態をトランスファーしたジルコニアアバットメントを製作。その後、レイヤリングポーセレ

■ 会員発表

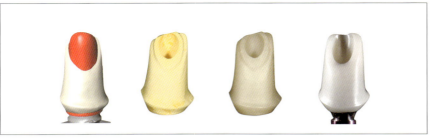

図19 歯科技工所にて、デジタル上でデザイン、カラーリング、シンタリングした後、プロビジョナルレストレーションのサブジンジバルカントゥアの形態をトランスファーしたジルコニアアバットメントを製作する。

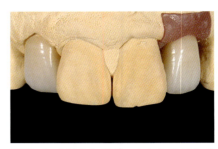

図20 レイヤリングポーセレンをビルドアップして、最終上部構造体を完成。

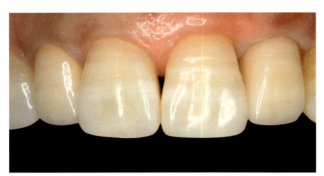

図21 最終補綴物装着時。初診時とは異なり、|2部歯肉の左右のマージンラインがそろい、自然で審美的な修復がなされた。

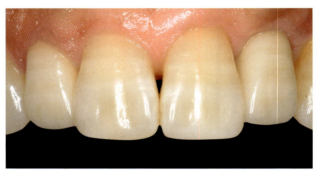

図22 3年後。歯間乳頭もクリーピングしてきて、歯肉も徐々に良好な形態になった。

ンを築盛して、最終上部構造を完成した（図19、20）。

術後4ヵ月に口腔内に最終補綴物を装着したところ、初診時とは異なり、2|2の歯頸部のマージンラインが揃った。また、最終的に1|1の切縁ラインも調整することで、自然感があり審美的な回復が得られた（図21、22）。CT画像においても、水平的、垂直的に十分な骨量が得られた。反対側同名歯と比較して、頬側骨の連続性が確保された（図23）。

術後経過

術後3年の口腔内写真では、歯間乳頭のクリーピングが確認でき、良好な形態となった（図22）。術後3年のCT画像においても、骨吸収はなく、ブロック骨も温存されており、インプラント周囲には安定した骨所見が認められ、頬側に頬側骨板が残っていることを確認できた（図23-c、d）。

考察

一般的に、GBR法により造成された骨は経時的に吸収すると言われており、4ヵ月後には39.1～76.3％を喪失し、吸収は水平方向よりも垂直方向で顕著にみられたという報告がある[8]。また長期的に見ると、唇側に骨補填材料だけを置くことは、骨補填材料の残存により、インプラント周囲溝からの細菌感染に対しては不利であると考えられる。

そのようなことから、唇側の骨欠損部には、自家骨ブロックを密着させ、唇側歯槽頂の隅角部の形態を作り、ギャップには、骨補填材料を置き、ボリュームが足りない場合は、骨補填材料と自家骨粉砕骨を1：1の割合で混合充填し、吸収の遅い吸収性メンブレンを置く方法が有効であると思われた（図24）。

このようなケースを2012年頃から始め良好な結果を得てい

鼻腔底下ブロック骨移植を併用したGBR法　　　山田陽子

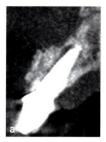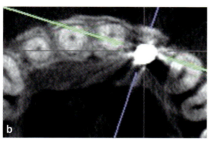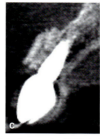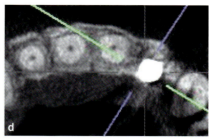

図23-a〜d　a、b：術後4ヵ月のCT像。水平・垂直的に十分な骨量が得られた。c、d：術後3年のCT像。骨吸収はなく、ブロック骨も温存されており、インプラント周囲には安定した骨所見が確認できる。頬側骨には十分な頬側骨板が認められる。

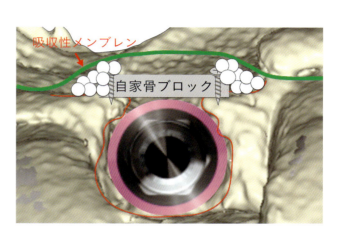

図24　唇側の骨欠損部には、できるだけギャップがないように自家骨ブロックを密着させ、唇側歯槽頂の隅角部の形態をつくる。ギャップには、スキャフォールドとして骨補填材料を置き、ボリュームが足りない場合は、骨補填材料と自家骨の粉砕骨を1：1の割合で混ぜ充填し、吸収の遅い吸収性メンブレンを置く。

るが、ブロック骨の配置、大きさ、骨補填材料やメンブレンの種類や併用方法など、今後の課題とすべき点が多々ある。

現在、それぞれの症例に関してデータを集積し、多方面から再評価している。

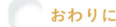
おわりに

上顎前歯部への鼻腔底下のブロック骨移植により、手術部位を2ヵ所から1ヵ所に減らすことができ、低侵襲な手術を行うことができた。また、従来、前鼻棘付近からの骨採取は難しいと考えられてきたが、ピエゾサージェリーを用いることにより高精度の手術が可能となった。さらに、外側性骨欠損を頬側骨板によって、骨内欠損に変更することにより、審美的に良好な補綴物のエマージェンスプロファイルと理想的な軟組織の形態が可能となり、治癒良好な結果を得た。

今後は症例を集積してデータ解析を行い、その結果を報告したい。

参考文献
1. 上條雍彦．口腔解剖学．東京：アナトーム社,1965.
2. Araújo MG, Lindhe J. Dimensional ridge alterations following tooth extraction. An experimental study in the dog. J Clin Periodontol 2005;32(2):212-218.
3. Hämmerle C, Glauser R, Jung R, Pjetursson B, Ramel C. Orale Implantologie Klinik fur Kronen und Bruckenprothetik, Teilprothetik und zahnärztliche Werkstoffkunde, ZZMK Universität Zurich 2005:151-158.
4. Chiapasco M, Colletti G, Romeo E, Zaniboni M, Brusati R. Long-term results of mandibular reconstruction with autogenous bone grafts and oral implants after tumor resection. Clin Oral Implants Res 2008;19(10):1074-1080.
5. Yerit KC, Posch M, Hainich S, Turhani D, Klug C, Wanschitz F, Wagner A, Watzinger F, Ewers R. Long-term implant survival in the grafted maxilla: results of a 12-year retrospective study. Clin Oral Implants Res 2004;15(6):693-699.
6. Kois JC. Predictable single tooth peri-implant esthetics: five diagnostic keys. Compend Contin Educ Dent 2001;22(3):199-208.
7. Kubo K, Tamura Y, Ihara M, Amemiya K, Shiratori K. Trapezial Design Technique for Autogenous Bone Graft in Esthetic Zone Implant Treatment. Bull Tokyo Dent Coll 2015;56(2):113-120.
8. Simon BI, Von Hagen S, Deasy MJ, Faldu M, Resnansky D. Changes in alveolar bone height and width following ridge augmentation using bone graft and membranes. J Periodontol 2000;71(11):1774-1791.

会員発表

荷重とインプラント周囲骨の相関性

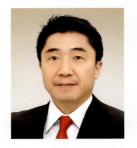

八木原淳史　Atsushi Yagihara　（茨城県開業）

1996年　九州歯科大学卒業
2000年　医療法人あさひ会 理事長
日本歯周病学会 認定・歯周病専門医、日本口腔インプラント学会 専門医・指導医

緒言

インプラント喪失の最大の原因は、感染と炎症である（図1）。そして、オーバーロードも原因と言われている。複数の学会が、側方荷重をオーバーロードと位置づけ、インプラントへの咬合付与から排除することが推奨されている[1,2]。しかし、これは本当であろうか。メカニズムも不明のまま根拠もなく、そのまま受け入れてはいないか（図2）。われわれが研究を始めたきっかけは、この疑問から始まっている。

骨の研究分野では「骨は力学的環境に合わせて形成・吸収を行い、その強度を維持するのに適した形と量に調節される」とするWolffの法則が広く知られている[3]。整形外科領域では、疲労・引っ張り・圧迫荷重にともなう、骨の増幅や強度の研究は多数の報告がある[4]。

1997年、Isidorはカニクイザルの顎骨で、炎症とオーバーロードを組み合わせ、骨吸収の程度を比較している[5]。荷重を与えないグループは炎症の有無にかかわらず、インプラント周囲骨吸収が見られなかったが、オーバーロードのグループは、炎症がなくても周囲骨が大きく吸収したことを報告している。すなわち、オーバーロードはインプラント喪失の原因であると結論付けている。それから10年後、Kozlovskyらは2007年、ビーグル犬の顎骨でIsidorと類似した研究を行っている[6]。すると、オーバーロードの有無にかかわらず、炎症を惹起させた部位に骨吸収が発生した。結論として、骨吸収の直接原因は炎症であり、オーバーロードではないと報告している。近年では、同様の報告が圧倒的に多くなっている[7]。しかし、それら多様な報告は研究デザインにばらつきがあり、統一したエビデンスとなっていないのが現状である（表1）。

彼らの報告に違いが生じたの原因は、インプラントと骨の機械的嵌合力に惑わされたためと推測される。臨床で主流のスクリュースレッドデザインは顎骨との機械的嵌合力が強固に働くため、オッセオインテグレーションとの判別が難しくなる欠点がある。

Raghavendra[8]らによる曲線は大変有名である（図3）。そ

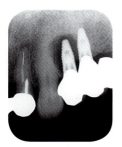

図1　インプラント周囲炎。

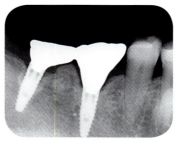

図2　インプラント周囲の骨増幅。

表1　研究デザインの課題

①	機械的嵌合とオッセオインテグレーションの判別が難しい
②	インプラント性状・形状が統一されていない
③	実験の再現性が乏しい
④	咀嚼力の定量評価がなされていない

荷重とインプラント周囲骨の相関性

八木原淳史

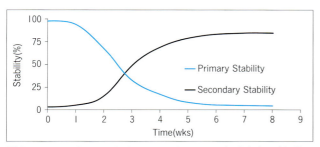

図3　Primary Stability と Secondary Stability の経時変化。（文献8より引用・改変）

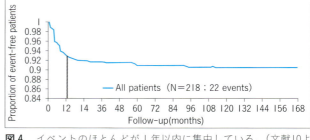

図4　イベントのほとんどが1年以内に集中している。（文献10より引用・改変）

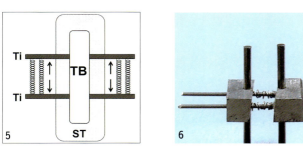

図5、6　静荷重装置。TI：チタンインプラント、TB：脛骨、ST：軟組織、矢印：オープンコイルスプリング。（文献11より引用）

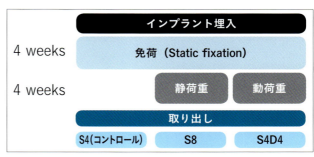

図7　実験の流れ。

の中で使用されるStabilityというフレーズは、誤解を恐れずに言うならば、Primary Stabilityとは「機械的嵌合」を意味し、Secondary Stabilityを「オッセオインテグレーション」とも表現できないか。

インプラントの安定性を計測する機器は多数販売されている。この計測とは、あくまで骨との機械的嵌合を含めたStabilityであり、オッセオインテグレーションではない。ちなみにオッセオインテグレーションだけを定量的に評価できる臨床機器は、現時点で存在しない[9]。Roos-Jansåkerらは、218名のインプラント生存率を最長14年間調査している[10]。22名にイベントが発生し、生存率は90%であった。彼らは、完治していない歯周疾患がイベントを引き起こしたとしている（図4）。しかし、その多くが、1年以内に発生していることに注目すると、喪失したインプラントとは、オッセオインテグレーションできずに、ただの機械的嵌合だけだったのではないかと勘繰ることもできる。つまり、それほどオッセオインテグレーションと機械的嵌合の分別が難しいのである。

そこでわれわれは、機械的嵌合力を排除したインプラントに対し、オッセオインテグレーションの後に、動的荷重と静的荷重を与え、影響を観察した[11]。

材料および方法

過去の研究で挙げられた課題を踏まえ、われわれが研究デザインで重視したのは、機械的嵌合力を排除した純チタンインプラントを使用すること、小動物を用いた再現性のある実験であること、そして他の研究と比較しやすいように結果を定性的ではなく客観的な数値で表し、定量評価することとした。

対象は12週齢SD系ラット39匹の脛骨。使用インプラントは機械的嵌合を排除するために直径1.5mmのストレート純チタンピンを使用している。骨膜剥離後、注水下にて1.6mmのアクセスホールを形成、埋入した。側方への静荷重は過去文献やラットの体重を参考に3.92Ncmと設定している（図5、6）。これは、初期固定の器具に併用した。初期固定期間を4週と設定し、その後コントロール群、静荷重群、動荷重群の3グループに分けて実験を行った（図7）。側方への動荷重も3.92Ncmとした（図8、9）。頻度は3Hz、1,800cycle。これを吸入麻酔下で4週間繰り返した。

実験終了後、取り出すと強固に骨と結合していることが確認できた。骨の盛り上がりも明らかである（図10）。組織像では、

■ 会員発表

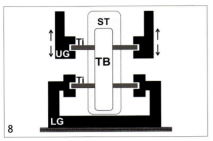
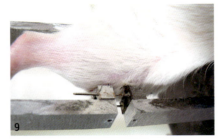
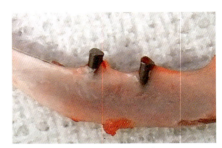

図8、9 動荷重装置。UG：上のグリップ、LG：下のグリップ。（文献11より引用）

図10 脛骨とインプラント。（文献11より引用）

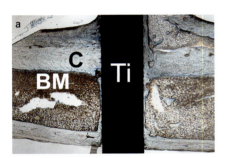
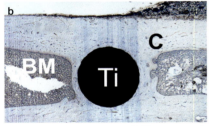
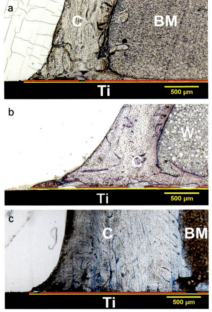
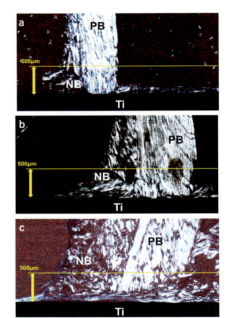

図11 光学顕微鏡像。C：皮質骨、BM：海綿骨。（文献11より引用）

図12 光学顕微鏡像での骨接触率計測。(a)S4、(b)S8、(c)S4D4、赤線：骨接触部位、黄色線：全体の長さ。（文献11より引用）

図13 偏光顕微鏡像での新生骨増加率計測。(a)S4、(b)S8、(c)S4D4、NB：新生骨、PB：既存骨。（文献11より引用）

インプラント周囲に海綿骨を押しのけて皮質骨が入り込んでいることが確認できる（図11）。光学顕微鏡では骨接触率を計測した（図12）。計測は、海綿骨部分を除いて皮質骨と接している部分のみで計測としている。偏光顕微鏡では、新生骨を観察した（図13）。インプラント表面から1,500μmまでの距離と範囲で、新生骨面積比率を計測している。分別は、コラーゲン線維走行の違いにより明らかとなっている。

引き抜き試験は5mm/secの速度で行った（図14）。最初に引き抜き力が落ちる、直前の数値を採用している（図15）。ほとんどのインプラントは接触している骨を巻き込み、破壊しながら引き抜かれた。

● 結果

組織観察・引き抜き試験それぞれ、N数を5とし、有意水準を0.05とした。骨接触率のグラフでは、どのグループも

荷重とインプラント周囲骨の相関性　　八木原淳史

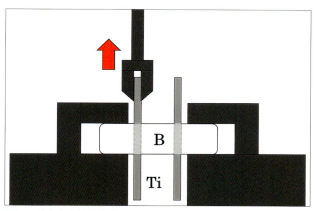

図14　引き抜き試験装置。

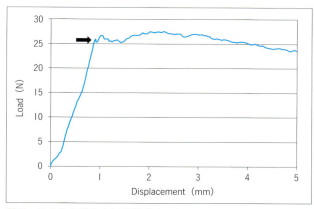

図15　引き抜き抵抗力と計測ポイント。

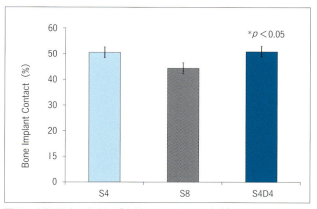

図16　骨接触率の比較。（文献11より引用・改変）

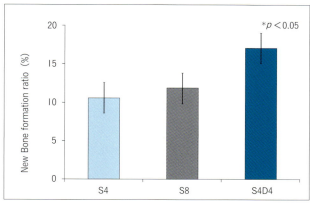

図17　新生骨増加率の比較。（文献11より引用・改変）

50％前後の骨接触率で、有意差を認めない（図16）。新生骨の増加率では、動荷重のS4D4はコントロールのS4と比較して、有意に新生骨が増加していることが確認できた（図17）。

引き抜き試験では当初の仮説どおり、荷重は悪影響を与えることなく、組織を良い方向に導いている（図18）。コントロールのS4より静荷重のS8のほうが、そしてそれら2つのグループより動荷重のS4D4のほうが、優位に引き抜き抵抗力を示している。実は、研磨したストレートチタンインプラントの引き抜き試験は、世界的にも報告がない。そして、オッセオインテグレーションだけを純粋に評価するには、もっともよい方法の1つといえる。

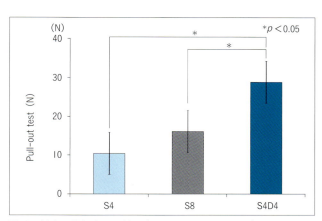

図18　新生骨増加率の比較。（文献11より引用・改変）

■会員発表

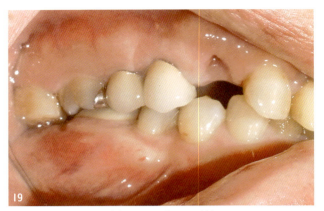
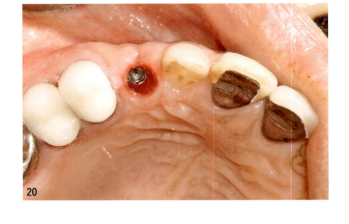

図19、20　上顎右側犬歯部のインプラント補綴。

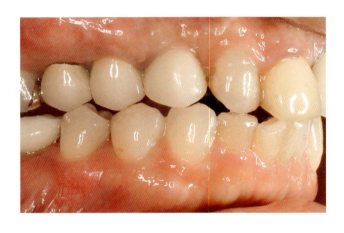

図21　側方運動時。インプラント上部構造にも咬合を与える。

考察

　骨接触率に差がなかったのに、なぜ引き抜き試験で有意差があったのだろうか。長管骨のコラーゲン線維走行は、通常、長軸方向に走る。そして、荷重により生まれた新生骨内のコラーゲン線維走行は、荷重方向とパラレル、あるいはオブリークに観察されるといわれている[12]。本研究の動荷重群のコラーゲン線維走行は一定方向に定まらず、複雑に走行していることが確認できる。これは、インプラント周囲の骨が動荷重に対して、静荷重よりも大きく反応していることを示している。すなわち、インプラント体への側方動荷重は、骨吸収よりむしろ増幅に寄与していると推測される。

臨床との接点

　側方荷重を回避できない上顎犬歯部インプラントのケースを提示する。上顎右側犬歯補綴物脱離し、歯根破折のため抜歯となり、インプラントで単独補綴を行った症例である（図19、20）。上部構造は隣接天然歯に準じたガイドを付与することとした（図21）。犬歯は咬合でもっとも重要な部位となる。適切な咬合付与こそ、残存歯への有害な接触を回避させることができる。このケースでも、患者本来に備わっている咬合で7年が経過している。デンタルX線像では、インプラント頸部の不透過像が明瞭になりつつある（図22）。咬合接触による荷重が、周囲骨に良い反応をもたらしていることが示唆される。

荷重とインプラント周囲骨の相関性　　　　　八木原淳史

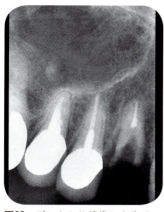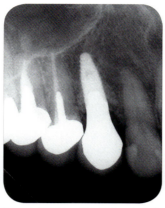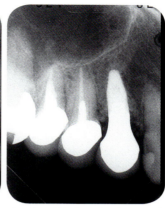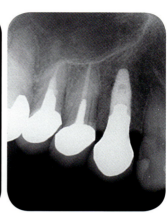

図22　デンタルX線像によるインプラント周囲骨の経年変化。左から、2009年、2012年、2014年、2016年。

結論

　本研究からは、感染のないインプラントは、側方への静荷重・動荷重により、骨質が向上し、オッセオインテグレーションがより増大する可能性を示した。今後、さらなる研究による成果に期待したい。

　最後に、本研究に関して利益相反はないことを付記して稿を終える。

参考文献

1. NPO法人日本歯周病学会．歯周病患者におけるインプラント治療の指針 2008.
2. 公益社団法人日本口腔インプラント学会．口腔インプラント治療指針 2016.
3. Wolff J. The law of bone remodelling. Berlin:Springer Science & Business Media, 2012.
4. Uthgenannt BA, Silva MJ. Use of the rat forelimb compression model to create discrete levels of bone damage in vivo. Journal of biomechanics 2007;40(2):317-324.
5. Isidor F. Influence of forces on peri-implant bone. Clin Oral Implants Res 2006;17 Suppl 2: 8-18.
6. Kozlovsky A, Tal H, Laufer B Z, Leshem R, Rohrer M D, Weinreb M, Artzi Z. Impact of implant overloading on the peri-implant bone in inflamed and noninflamed peri-implant mucosa. Clin Oral Implants Res 2007;18(5):601-610.
7. Chambrone L, Chambrone L A, Lima L A. Effects of occlusal overload on peri-implant tissue health: a systematic review of animal-model studies. J Periodontol 2010;81(10):1367-1378.
8. Raghavendra S, Wood MC, Taylor TD. Early wound healing around endosseous implants: a review of the literature. Int J Oral Maxillofac Implants 2005;20(3):425-431.
9. Molly L. Bone density and primary stability in implant therapy. Clin Oral Implants Res 2006; 17 Suppl 2:124-135.
10. Roos-Jansåker AM, Lindahl C, Renvert H, Renvert S. Nine- to fourteen-year follow-up of implant treatment. Part I: implant loss and associations to various factors. J Clin Periodontol 2006;33(4):283-289.
11. Yagihara A, Kawasaki R., Mita A, Takakuda K. Impact of Dynamic and Static Load on Bone Around Implants: An Experimental Study in a Rat Model. Int J Oral Maxillofac Implants 2016;31(3):e49-56.
12. Traini T, Degidi M, Strocchi R, Caputi S, Piattelli A. Collagen fiber orientation near dental implants in human bone: do their organization reflect differences in loading? J Biomed Mater Res B Appl Biomater 2005;74(1):538-546.

会員発表

矯正的組織増生法を用いた低侵襲前歯部インプラント症例

丹野 努　Tsutomu Tanno　（栃木県開業）

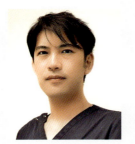

1999年　北海道大学歯学部卒業
2006年　丹野歯科医院 開業
5-D Japan

はじめに

現在の歯科臨床においてインプラント治療は欠かせないものとなってきている。そして、1982年のトロント会議においても明言されているように、インプラント治療においては、その機能のみならず、審美性も満たさなくてはならない。インプラントの審美性を担保するものは、そのポジションと周囲の硬・軟組織の量であろう。これまでに抜歯後、歯槽堤は相当量の吸収を起こすことが報告されている。そのため、前歯部のインプラント治療を成功に導くには、いかに組織を維持、増大し、十分な量を得るかが重要な鍵となる。現在、多くの組織増生法が開発され、組織が不足した状態においても、審美性を獲得できるようになった。ただ、現在の手法は、それぞれ長所と短所を有し、予知性や侵襲性などにおいて、まだまだ改善の余地があるといえる。

組織増生法の1つに矯正的挺出による組織増生技法がある。これは1993年Salamaらにより提唱[1]され、予後不良な歯根に対し垂直的な矯正的挺出を行い、組織を増生し、そこにインプラント埋入を行うというものである。他の手法よりも予知性が高く、低侵襲で垂直方向に硬・軟組織を増大できるという利点を有する反面、挺出される歯根の径が小さいと、この処置単独ではインプラント埋入治療を行うための十分な水平的な組織量を増生することは難しく、追加の骨増生が必要となるという欠点がある。

矯正的組織増生法を前向き研究したAmatoらによる論文[2]では、この矯正的組織増生法はOISD（Orthodontic Implant Site Development）と称されている。この論文によるとOISDは、前歯部15g、臼歯部50gの牽引力が適正で、挺出量は1ヵ月で2mm以下の場合に硬・軟組織ができやすく、挺出後は2ヵ月以上固定してから抜歯を行うと良いとされている。さらに、頬側にトルクをかけると水平的な骨量を得られるとも述べられている。

そこで本稿では、歯根に唇側トルク（以下、ラビアルルートトルク）をかけて矯正的挺出を行い、硬・軟組織を増生す

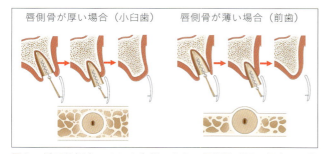

図1　矯正的挺出により臼歯部のように唇側骨が厚い場合には増生する骨幅は保たれるが、前歯部のように唇側骨が薄い場合には逆に吸収されてしまうことが多い。

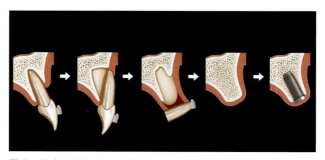

図2　筆者が考案するラビアルルートトルクをともなったOISD。口蓋側の歯根膜を利用して骨を増生する。

矯正的組織増生法を用いた低侵襲前歯部インプラント症例

丹野　努

OISDを用いて修復した症例（図3〜29）

患者年齢および性別：35歳、男性　　　**主訴**：左上の犬歯の被せ物が取れたのでどうにかしたい

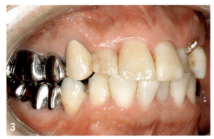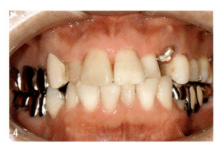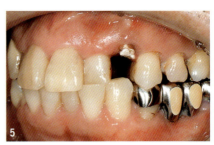

図3〜5　初診時の口腔内写真。前歯部のクロスバイト、|3のスペース不足が認められる。アンテリアガイダンス獲得のためにも、矯正治療による改善が必要となる。

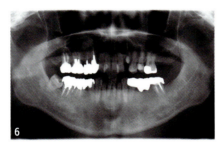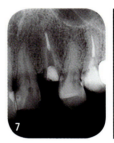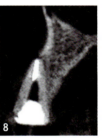

図6〜8　同X線所見。|3は唇側骨の吸収は見られるが、近遠心、口蓋側の歯根膜は健全である。

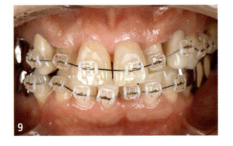

図9、10　|3の歯根にテックを装着し、マルチブラケットシステムによる矯正治療を行っていく。

る術式を紹介したい（**図1、2**）。まずは残根上にテックを製作し、ブラケットを歯頸部寄りに装着する。そして、NiTiのラウンドワイヤーをブラケットの下のウィングにかける。すると、多少の挺出とともにラビアルルートトルクがかかり、歯槽骨と垂直になるまで歯根を挺出させる。そのままの状態で2ヵ月保持し、抜歯後組織の治癒を待ち、サージカルガイドを用いてインプラント埋入手術を行う。この術式を用いることにより、従来法では不足していた水平的な幅をもった骨を低侵襲で増生させることができる。

症例供覧

患者は35歳の男性。主訴は左上の犬歯の被せ物が取れたのでどうにかしたいとのこと。口腔内所見により|3は歯根破折が認められ、CTで確認すると唇側骨は吸収していた（**図3〜8**）。唇側の歯周ポケットは8mmあるが、近遠心口蓋側のポケットは3mm以下であった。顎関節に問題はないが、|3のスペースが6mmしかなく、スペースが不足していること、|2の歯根がクロスバイトになっていることもあり、矯正治療による改善も必要であった。患者に相談したところ、前歯部の叢生とクロスバイトを矯正治療で改善し、|3はOISDを用いて組織増生を行い、その後インプラント治療を行うことを同意した。

まず|3や必要な個所を仮歯にし、その後マルチブラケットの装着を行う（**図9、10**）。まずはNi-Ti .016ワイヤーによるレベリングを行う。下顎の叢生、|2のクロスバイトを改善したあと、|3のラビアルルートトルクをかけていく。|3のブラケットを歯頸部寄りに装着し、歯頸部ウィングの下にワイヤーを

■ 会員発表

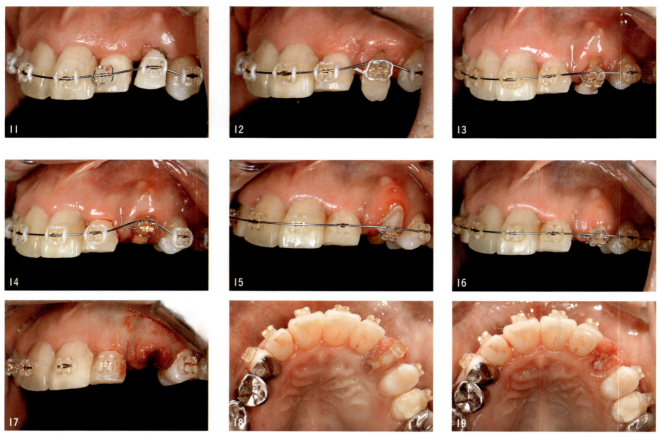

図11〜19 ③のブラケットの歯頸部寄りのウイングに NiTi ワイヤーを装着し、ラビアルルートトルクを加えながら、歯槽骨と垂直になるまで矯正的な挺出を行って2ヵ月保持し、組織の成熟を待ってから抜歯を行う。

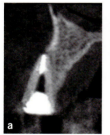 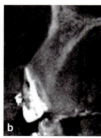 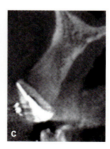 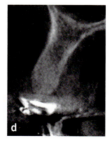 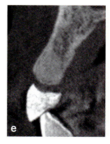

図20-a〜e 口蓋側の歯根膜が伸展していくのがわかる。時間とともに、骨側から徐々に石灰化している。抜歯後2ヵ月程度で皮質骨様の不透過像が現れている。

かけることにより、若干の挺出とともにラビアルルートトルクがかかることになる。そして、1ヵ月ごとに、ブラケットを歯頸部に装着し直し、歯槽骨と歯根が垂直になるまで繰り返す。このときに、犬歯以外の歯のフレアアウトには十分注意を払う必要がある。フレアアウトを防ぐためには、他の歯は舌側で固定しておくと良い。

歯槽骨と歯根が垂直になったら、その状態で2ヵ月保持し、牽引により増生された骨の成熟を待つ。牽引は両隣在歯のアタッチメントレベルより上まで行い、見た目が気になる場合にはプロビジョナルレストレーションをその都度歯根に接着を行い、審美的な問題を解決する。2ヵ月の保定後、抜歯を行うと増生された組織はリモデリングし、両隣歯のアタッチメントレベル程度に落ち着く。その後、他の部位の矯正治療を完了させる（**図11〜20**）。

矯正的組織増生法を用いた低侵襲前歯部インプラント症例

丹野　努

図21-a、b　牽引すると両隣在歯のアタッチメントレベルよりも上まで骨はできるが、抜歯後は両隣在歯のアタッチメントレベルに落ち着く。

図22　SIMPLANT®によるシミュレーション。Angled Screw Channelを用いてスクリュー固定式にできるように設計する。

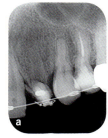
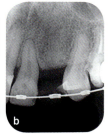
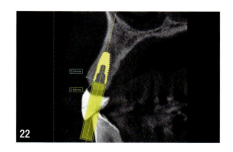

図23、24　サージカルガイドを用いてフラップレスによる埋入を行う。

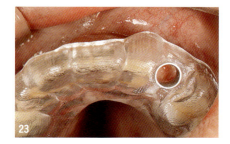
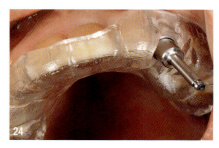

図25〜27　最終補綴物装着時の状態。骨が安定していることがわかる。

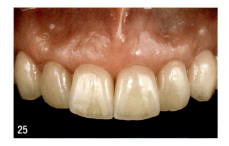
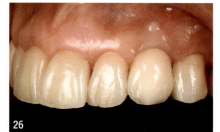
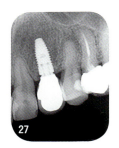

図28、29　最終補綴物装着後2年経つが、前歯のクロスバイトも改善され、犬歯ガイドも得られている。

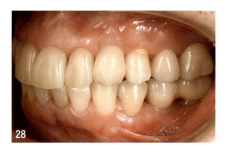
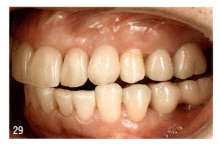

　X線上で、抜歯後の皮質骨の石灰化が確認された後に、スキャニングレジンを用いた予想歯冠が反映されるようにしたステントを装着し、CT撮影を行う。CTにより埋入に必要な骨量が確認されたため、SIMPLANT®によりシミュレーションを行う（**図21、22**）。インプラントのアクセスホールが切縁方向に向かうように計画し、後にASCによりアクセスホールを口蓋側に変更することにより、残存セメントなどの問題を防ぐためスクリューによる固定様式とした。

　製作したサージカルガイドを元に、フラップレスによるインプラント埋入を行う（**図23、24**）。その後3ヵ月に印象を行い、プロビジョナルレストレーションにより咬合関係などを確認し、最終補綴物の装着を行った（**図25〜27**）。最終補綴物装着後2年経つが、犬歯ガイドも十分に機能し、審美性の改善も得られていることが確認できる（**図28、29**）。

■会員発表

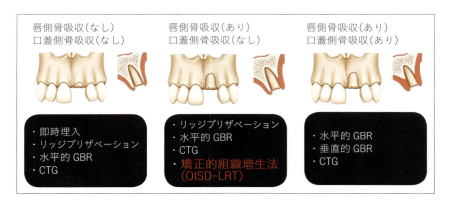

図30　OISD の適応症は唇側のみ骨欠損があり、近遠心、口蓋側の歯根膜が健全な場合である。

表1　OISD と GBR にかかる期間の比較

OISD（19ヵ月）	GBR（17ヵ月）
OISD　8ヵ月	抜歯　2ヵ月
保定　2ヵ月	GBR　6ヵ月
治癒　2ヵ月	埋入手術　3ヵ月
埋入手術　3ヵ月	CTG　2ヵ月
テック装着　2ヵ月	テック装着　2ヵ月
補綴　2ヵ月	補綴　2ヵ月

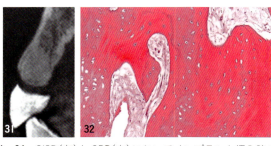 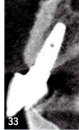 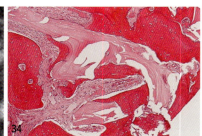

図31〜34　OISD（左）と GBR（右）においてインプラント埋入時に増生された骨を採取して作成した組織切片。OISD は生活骨が大部分を占める（図32）のに対して、GBR は Bio-Oss の顆粒が多く残り、生活骨は少ない（図34）。

OISD の考察

　この手法は、唇側骨のみ吸収し口蓋側が健全な状態の時に適応となる。唇側、口蓋側ともに健全な場合には、リッジプリザベーションなど保存的な処置が適応となり、口蓋まで吸収している場合には外科的骨増生が適応となる（図30）。

　治療期間は GBR の約17ヵ月と比べ、OISD が19ヵ月とやや長くかかることになるが、GBR や CTG が必要になることを考えると、それほど変わらない（表1）。

増生された骨の組織像の比較

　今回、筆者が行った OISD と GBR において、インプラント埋入時に増生された骨を採取し、組織切片を作成した（図31〜34）。1997年 Celenza は論文の中で、矯正的挺出によって増生した新生骨は、骨小腔内に骨細胞が存在する生活骨であるため、外科的骨移植に比べてインプラント埋入に対して望ましいと考察している[3]。今回、Bio-Oss を用いた GBR に比べ OISD のほうが生活骨の量が多いことが観察された。

審美性への配慮

　最近では、歯根が傾斜した場合でも、つねに正面を向いた仮歯を装着することによって治療中の審美性に対する配慮をしている。

矯正的組織増生法を用いた低侵襲前歯部インプラント症例

丹野　努

OISD-LRT マルチケース（図35～37）

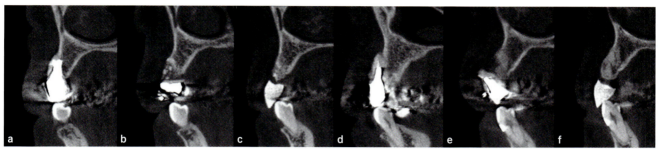

図35-a～f　3|のCT経過（a～c）および|3のCT経過（d～f）。左右犬歯とも唇側骨の吸収がみられる。左右ともに OISD-LRT を行った。挺出期間8ヵ月、保定期間2ヵ月。インプラント埋入に十分な骨幅が得られた。

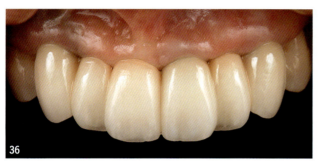

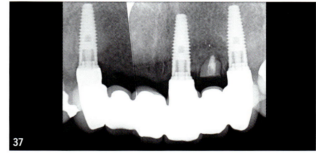

図36、37　サージカルガイドを用いて3|1 3 にフラップレスによるインプラント埋入を行った。前歯部のマルチケースであるが、非外科的な硬・軟組織増生法により低侵襲な処置で行うことができた。

OISD を用いた症例の臨床経過

現在、この手法が10症例、最長2年経過しており、現在のところ重大な問題は生じていない。中切歯や側切歯の単独歯欠損、3＋3の複数歯欠損のマルチケースにおいても同様の結果を得ている（**図35～37**）。

おわりに

ラビアルルートトルクをともなった矯正的組織増生法により、従来の垂直的牽引より水平的骨量を増すことができ、この手法単独でインプラントサイトの組織増生を可能とした。本治療法は、非外科的な組織増生法であることから、全身的に疾患がある患者や矯正治療を必要とする患者のインプラントサイトの組織増生として有効な治療法の1つと言える[4]。

ただし、この治療法はまだ研究論文も少なく、検証の余地がある。今後も日常臨床において検証を続けるとともに、予後を注意深く見守っていきたい。

参考文献

1. Salama H, Salama M. The role of orthodontic extrusive remodeling in the enhancement of soft and hard tissue profiles prior to implant placement: a systematic approach to the management of extraction site defects.　Int J Periodontics Restorative Dent 1993;13(4):312-333.
2. Amato F, Mirabella AD, Macca U, Tarnow DP. Implant site development by orthodontic forced extraction: a preliminary study. Int J Oral Maxillofac Implants 2012;27(2):411-420.
3. Celenza F. The development of forced eruption as a modality for implant site enhancement. Alpha Omegan 1997;90(2):40-43.
4. Magkavali-Trikka P, Kirmanidou Y, Michalakis K, Gracis S, Kalpidis C, Pissiotis A, Hirayama H. Efficacy of two site-development procedures for implants in the maxillary esthetic region: a systematic review. Int J Oral Maxillofac Implants 2015;30(1):73-94.

会員発表

健やかな顎口腔系を育成する試みとインプラント治療

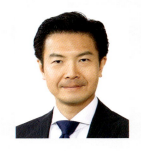

上野博司　Hiroshi Ueno　（東京都開業）

1996年　日本歯科大学卒業
1999年　上野歯科勤務
2006年　同院長
日本顎咬合学会会員、日本矯正歯科学会会員、東京SJCD会員

はじめに

　永久歯先天性欠如が存在すると、歯数のアンバランスから惹起される審美的、心理的問題の他、顎骨の形状への影響、歯列不正、咬合バランスの不均衡という問題が生じる。時に小児期からの早期的治療介入を必要とするケースも多々存在し、保護者に対して歯科医師が適切な説明を行わなかったとなると、患者とのトラブルになりかねない問題でもある。

　日本人小児の永久歯先天性欠如に関する疫学調査[1]によると、第三大臼歯を除く永久歯の先天性欠如者数の発現頻度は10.09%である。昨今のわが国のDMFTの低下を考えると、何らかの歯科疾患で歯を喪失する頻度に比べて今後無視できないレベルになってくると思われる。

　今回、永久歯先天性欠如を抱える患者に対して、将来健やかな永久歯咬合を確立する治療計画を立案し、欠損部にはインプラント治療を円滑に行うことを目標に、小児期からの早期包括的対応を行った症例を供覧したい。

症例供覧

　患者は8歳4ヵ月の女児。歯並びの改善希望を主訴に、母親に連れられて来院した。口腔内所見より、Hellmanの歯齢ⅢAであり、上顎左側側切歯は萌出しているが、右側は乳側切歯のままであった。パノラマX線写真より、上顎右側側切歯は先天性欠如歯であることが判明した（図1）。

　筆者は先天性欠如歯の存在による問題点として、①歯列咬合異常、②歯数・対咬関係の不均衡、③審美的問題、④顎骨の成長発育の低下、などを挙げたい。

治療計画の立案

　本症例においても、そのまま欠損した状態での叢生の矯正治療（PLAN Ⅰ）と側切歯相当のスペースを維持した状態で矯正治療を終了し、何らかの同部位への欠損補綴治療を行う治療を立案した（PLAN Ⅱ）（図1-e、f）。

　PLAN Ⅰは、右側アングルⅡ級、左側アングルⅠ級関係となる。中切歯の隣接歯が犬歯になり、欠損に対する修復治療がないぶん、最小限の介入とも取れるが、犬歯は色調も濃く形態も側切歯とは大きく異なるため、審美的問題が生じてくるので何らかの形態修正や、充填または修復治療が必要になってくる。そして第一小臼歯が本来犬歯のポジションに位置することになるが、これも犬歯とは形態が大きく異なるため、おもに咬合機能上の問題で形態修正か修復治療が必要になってくるので、その結果侵襲性は非常に高いと判断せざるを得ない。実は、介入度合いは高くなってしまうのである。

　PLAN Ⅱは、側切歯分のスペースを創出するために、矯正治療の難度が上がる。つまり現在の混合歯列期から矯正治療の介入を行い、上顎骨の成長発育期を利用した側方拡大を積極的に行い、マルチブラケット法により歯列を整える手法を採る。混合歯列期からの矯正治療は、永久歯への交換を気長に待つ必要があるため、非常に長い治療期間を要し、スペースの創出と保定という手間が余計にかかる。そのうえ先天性欠如部への治療となると、さらなる負担を強いるという欠点がある。しかし、歯に対する侵襲性はまったくない利点がある。

　それらを踏まえて保護者と協議をし、審美性と機能面での安定性、歯を切削するような処置を避けたいという希望を最優先し、PLAN Ⅱと顎骨の成長発育が完全に完了し、予後観察期間を十分取って20代になってから欠損部にインプラント治療を行う計画とした。

健やかな顎口腔系を育成する試みとインプラント治療

上野 博司

先天性欠如による若年者の叢生に対し、矯正後インプラント埋入を行った症例(図1〜12)

患者年齢および性別:8歳4ヵ月、女児　　主訴:歯並びの改善希望

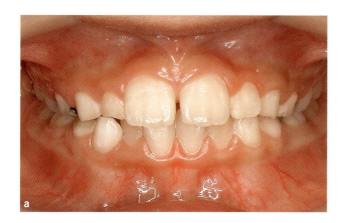
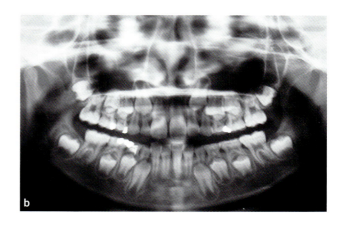
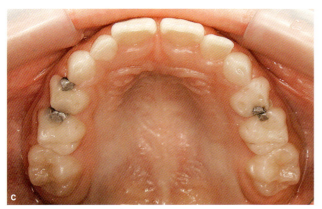

図1-a〜d　初診時口腔内写真とパノラマX線写真。

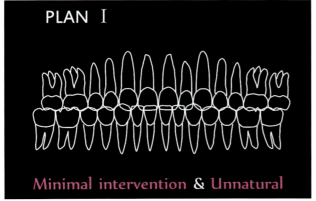

図1-e　PLAN I:上顎右側は1歯ずつ近心にずれる。形態の修復も必要となる。

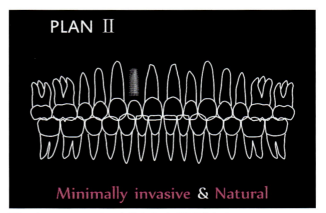

図1-f　PLAN II:より自然な歯列が獲得される。

会員発表

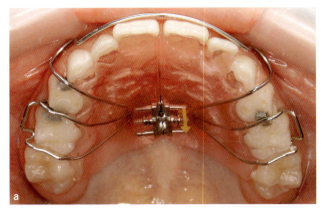
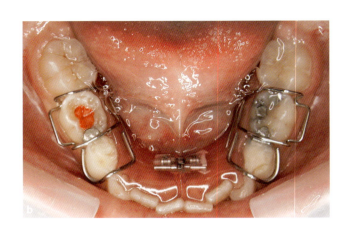

図2-a、b　拡大装置装着時。

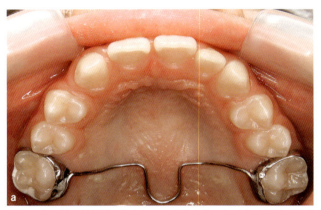
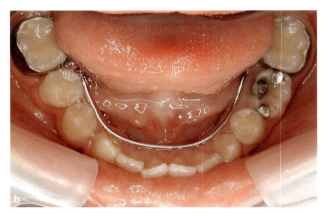

図3-a、b　拡大終了後、永久歯への交換を待つため保定装置を装着する。

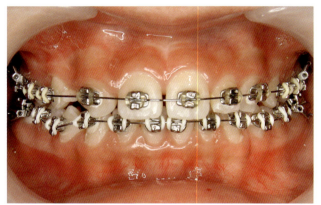
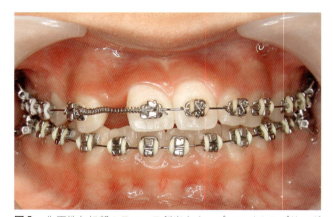

図4　マルチブラケット法による矯正治療開始時。

図5　先天性欠如部のスペース創出をオープンコイルスプリングにて行う。

治療の経過

矯正第一期治療

スクリュータイプの拡大装置を上下顎に装着する（**図2**）。十分に拡大後、保定を行った（**図3**）。保定装置は固定性とし、完全に永久歯に交換するまで待機する。

矯正第二期治療

永久歯萌出後、マルチブラケット法にてレベリングを開始する（**図4**）。上顎右側側切歯のスペースをオープンコイルスプリングにて創出していく（**図5**）。14歳10ヵ月で動的治療を終了した（**図6**）。

健やかな顎口腔系を育成する試みとインプラント治療　　上野 博司

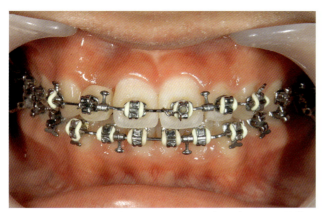

図6　動的治療終了直前。欠損部には人工歯にブレースを装着しワイヤーに結紮する。

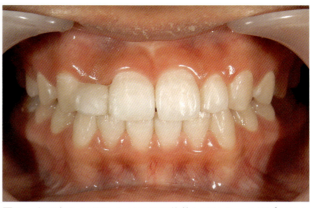

図7　人工歯を4 METAレジンにて装着している。インプラント治療が施術可能な年齢まで待機する。軟組織に影響がないようにしている。

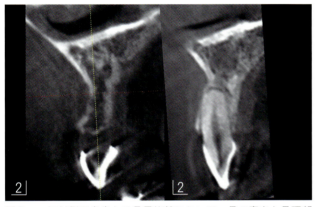

図8-a　反対側同名歯との骨量比較において、骨の高さと骨頂部の幅はあるものの、歯根側中央部ではやや狭窄が強くボリューム不足となっている。

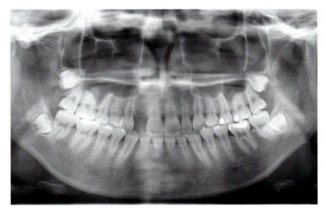

図8-b　同時期のパノラマX線写真。

　欠損部には両隣在歯に人工歯を4 METAレジンで接着固定し、接着ブリッジとした。軟組織のボリュームを減じないよう審美性は二の次とし、このままインプラント治療ができる年齢まで保定とした（図7）。実際には時々この接着ブリッジが脱離するので、再接着を行うのだが、そのつど接着面をリン酸エッチングで脱灰するため、エナメル質のダメージが懸念され、所見上クラックなども確認された。最終補綴に長石系セラミックスや2ケイ酸リチウムなどの素材で接着ブリッジを選択するプランも検討したが、安定感に欠けるのと、非接着面の脱灰ダメージに不安があり、当ケースには向いてないと判断する理由になった。

インプラント治療

　20歳になり、口腔領域の硬・軟組織における十分な成熟が得られたと判断し、また本人からの強い審美的要求（暫間接着ブリッジには満足できないとのこと）からインプラント治療をスタートすることになった。
　CBCTによる術前診査では、矢状断において反対側同名歯との比較において、骨の高さと骨頂部の幅はあるものの、歯根側中央部ではやや狭窄が強くボリューム不足となっており、マイナーGBRが必要と判断した（図8）。
　インプラント埋入は、ガイデッドサージェリーでフラップレスにて行った（図9）。そのうえで狭窄部に対してのみマイナーGBRを行った。6ヵ月の待機期間を経て、テッシュパンチングを行い、暫間的な上部構造を装着し、軟組織の成熟後プロビジョナルレストレーションを装着した（図10）。経過観察後、ファイナルレストレーションを製作し、装着を行った（図11）。

■会員発表

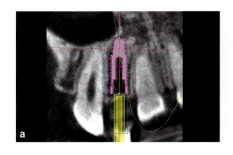
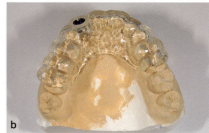

図9-a 埋入ポジションのシミュレーション。上顎洞に配慮した。

図9-b 完成したガイド。

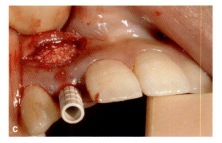
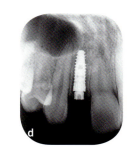

図9-c ガイデッドサージェリーでフラップレス埋入を行ったが、マイナーGBRを行っている。

図9-d 埋入後のデンタルX線写真。

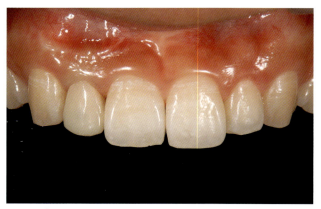
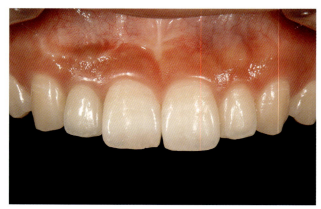

図10 プロビジョナルレストレーション装着時。

図11 ファイナルレストレーション装着時。

歯の移動による骨造成

本症例のような、インプラント治療適応年齢までの待機期間が長い場合、その間に顎堤が吸収してしまうことが懸念される。

Carlssonの報告によると[2]、抜歯後5年で顎堤の幅は約34％吸収するという。長期にわたり骨量を保つことは難しい課題である。

Spearら[3]は、側切歯先天性欠如歯で隣接する中切歯と犬歯を矯正治療にて移動してスペースを創出したケースにおいて、4年後の骨喪失量は1％未満であった、としている。歯根膜に誘導されて歯間部に造骨された場合、高い安定性が期待できる質の良い骨組織となることが想像される。

92

健やかな顎口腔系を育成する試みとインプラント治療　　上野博司

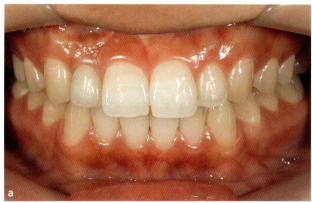
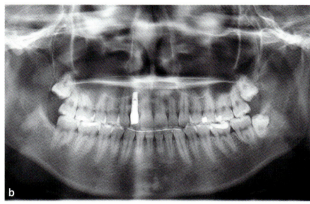
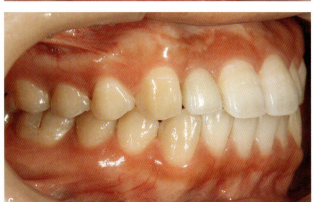
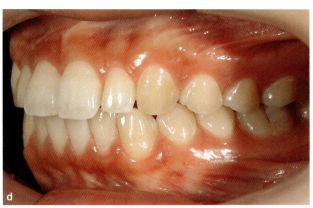

図12-a〜d　ファイナルレストレーション装着後の口腔内。調和のとれた結果が得られている。

おわりに

　前述したが、何らかの永久歯先天性欠如を抱える率は10%以上になるが、小児期児童の保護者は、このことに気が付いていない場合がほとんどである。歯科医院に来院するチャンスがあれば、混合歯列期のうちに、その問題に一般臨床家が気付き、きちんと説明できるかがポイントであると考えている。そのためには永久歯や歯胚の有無を確認できるパノラマX線撮影が有効であり、できるだけ撮影するべきである。

　今回、一連の歯科治療は、筆者がすべて行ったものだが、一般的にはコンセプトを共有し、信頼できる歯科矯正医とコラボレーションし、それぞれの専門性を生かしたインターディシプリナリーアプローチとなるだろう。そして、必要に応じたインプラント治療はとても有効な手立てとなる。

　顎口腔系の健全育成と必要に応じた欠損への対処をわれわれ歯科医師は行うべきである。そして、それらが生かされれば、より良い結果が期待できると考えている。

参考文献

1. 日本小児歯科学会学術委員会．日本人小児の永久歯先天性欠如に関する疫学調査．小児歯誌 2010;48(1)29-39.
2. Carlsson GE, Bergman B, Hedegård B. Changes in contour of the maxillary alveolar process under immediate dentures. A longitudinal clinical and x-ray cephalometric study covering 5 years. Acta Odontol Scand 1967;25(1):45-75.
3. Spear FM, Mathews DM, Kokich VG. Interdisciplinary management of single-tooth implants. Semin Orthod 1997;3(1):45-72.

会員発表

歯が残る時代の安全・確実なインプラント治療をめざして
―抜歯後2ヵ月埋入の提案―

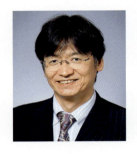

佐藤憲治　Kenji Sato　（神奈川県開業）

1986年　日本歯科大学歯学部卒業
1991年　さとう歯科医院 開業
日本臨床歯周病学会 認定医、日本歯周病学会 会員

はじめに

　昨今、歯科医療の進歩にともない、歯周治療では再生療法、歯内療法ではマイクロサージェリーなどにより条件の悪い歯でも保存できる時代になった。一方で、歯根破折に関しては、ジルコニアクラウンやインプラントの対合歯が増えたこともあり、減少傾向にはなっていないように思う。歯根破折などによって保存が不可能になった歯に対してインプラントで修復を行う場合、抜歯即時埋入を行うのか、ソケットプリザーベーションを行うのか、また使用する骨補填材料やメンブレンに何を使用するかなど明確なプロトコールは存在しない。そのために、特にインプラントの術式の選択を行ううえで混乱しているのが現状である。

　本稿では、歯周病などで術前に大きく歯槽骨を失っている症例や根破折でも陳旧性で慢性炎症により大きく骨を喪失している症例は除き、ごく一般的に遭遇する歯根破折によって抜歯を行う症例について考察したい。

歯根破折

　歯根破折には、陳旧性と新鮮歯根破折がある。陳旧性であれば、大きく歯槽骨を喪失しているため、術式の選択はGBRが中心となる。しかし新鮮歯根破折に関しては、抜歯後の対応がさまざまである。

　破折後間もない歯根破折であれば、デンタルX線ではほとんど確認ができないため、メインテナンスにおけるプロービングによる診査が重要となる。発見時期が遅れれば、歯槽骨の吸収が進行し難症例を作ることになってしまう。歯根破折は早期に発見し、抜歯後の適切なタイミングでインプラント埋入することが重要となる。

新鮮歯根破折における抜歯後の対応の考察

　インプラント埋入時期について、文献では抜歯後の経過時間による埋入時期をtype 1〜4に分類されている[1]。そして、それぞれその適応症があり、術式の選択は、術者の好みよるところが多い。また近年では、歯槽堤保存術も加わり、術式の選択がより複雑になってきている。

　一般的にtype 1は、早期に治療が終えられる反面、埋入深度や術後の骨幅の予測が難しく、術者の経験によるところが大きいと思われる。type 2以降は、時間の経過とともに抜歯窩唇側頬側の骨の吸収量が多くなり、症例によっては待ちすぎることで難症例を作ってしまうこともある。一方、歯槽

図1　抜歯後2ヵ月のイメージ断面。抜歯窩深部の根尖相当部の骨化が進むことで初期固定が確実に行え、束状骨の吸収が終了していることで線維性の骨が存在しない。抜歯後2ヵ月頃より層板骨の形成が始まることでインプラント周囲の骨形成にも有利なことがわかる。（インプラントジャーナル 2016；68より引用・改変）

歯が残る時代の安全・確実なインプラント治療をめざして
―抜歯後2ヵ月埋入の提案―

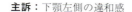
佐藤憲治

症例1：下顎大臼歯部症例（図2〜16）

患者年齢および性別：53歳、女性　　**主訴**：下顎左側の違和感

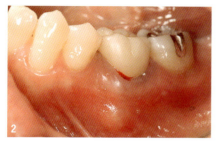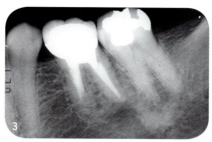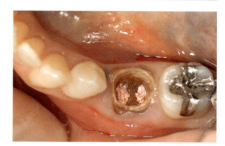

図2、3　初診時の状態。遠心根歯根破折を起こし抜歯に至る。　　図4　抜歯直前。

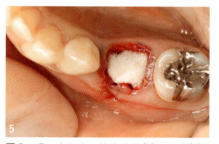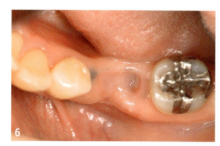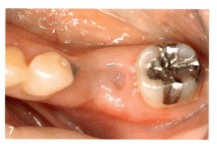

図5〜7　左から、抜歯直後（5）、8週（6）、9週（7）の状態。フラップをともなわない抜歯を行い、抜歯窩には止血剤以外何も入れない。抜歯後にドライソケットとなったため抜歯窩粘膜上皮の治癒が若干遅れたが、抜歯後9週ではインプラント手術に充分な厚みが回復している。

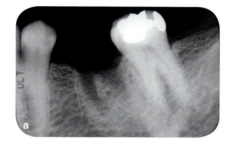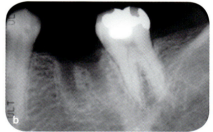

図8-a、b　抜歯直後（a）と抜歯後9週（b）のデンタルX線像。抜歯後9週では、根尖部の骨化が進み不透過性が増大している。抜歯直後と比較すると、抜歯窩中隔部は治癒にともない埋入窩を形成しやすい平坦な形状に改善されている。

堤保存術は、理想的な結果を出せれば埋入時のGBRはほとんど必要がなくなる反面、部分的に骨化していない症例や感染をひとたび起こせば、その後の処置を複雑にしてしまう場合もある。

そこで、筆者は抜歯後の感染リスクが少なく抜歯窩粘膜上皮の厚みが回復した比較的骨吸収の少ない抜歯後2ヵ月（8〜9週）の時期を埋入時期として考えてみることとした。

抜歯後2ヵ月

抜歯後2ヵ月とは、type 2とtype 3の中間にあたり抜歯後8〜9週を指す。抜歯後7週頃までは、抜歯窩粘膜上皮の厚みがインプラント手術を行うにはやや厚みが不足しているが、8週を経過する頃より十分な厚みが回復する。抜歯窩は、束状骨の吸収が抜歯後4週頃までに完了し、8週目以降には、層板骨の形成が始まり、唇側頬側骨の吸収は抜歯後5ヵ月頃まで継続すると言われている[2]。

会員発表

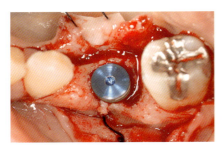
図9　インプラント埋入時。

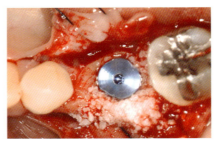
図10　骨移植時。抜歯窩近遠心の頰側面の骨形態が残存することで、骨移植が容易である。骨補填材料はBio-Ossを使用した。

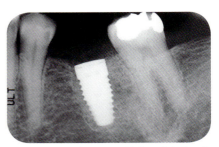
図11　埋入時デンタルX線像。残存する抜歯窩はインプラント体で閉鎖されている。

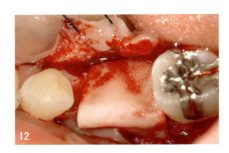

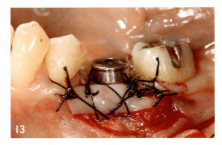

図12　Bio-Ossを吸収性膜でカバーし縫合した。

図13　二次手術時。インプラント周囲の角化粘膜獲得のため遊離歯肉移植術を行った。

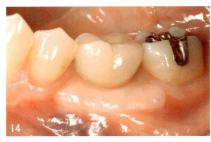
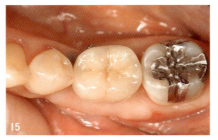
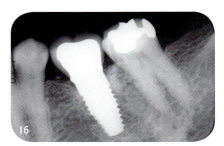

図14〜16　最終補綴物装着時の口腔内写真とデンタルX線。インプラント周囲には、十分な厚みと角化粘膜が獲得され予知性の向上が図れた。

表1　抜歯後2ヵ月埋入の利点

①	抜歯後2ヵ月は抜歯窩に層板骨ができ始める時期で初期固定を得やすく、抜歯後の感染リスクがきわめて少ない
②	type 2と比較すると軟組織の回復が十分であり、一次閉鎖が確実に行える
③	type 3、4と比較すると治療期間が早く、骨吸収が最小限に抑えられる
④	上顎前歯部では、即時埋入に比べ抜歯窩の治癒にともないドリリングが容易で、埋入深度も決めやすい
⑤	抜歯窩残存骨壁が多いため、骨移植のホールドが比較的容易にできる

症例供覧

症例1：下顎大臼歯部症例（図2〜16）

　患者は53歳の女性。下顎左側の違和感を主訴に来院した。初診時、近心根中央部に歯根破折にともなう深い歯周ポケットが認められた。破折後間もないためX線で吸収像は確認できなかった。両隣在歯が天然歯であることからインプラント治療を提案し同意を得た。

　抜歯後に治癒不全を起こしたため、抜歯窩粘膜上皮の再生が遅れた。そのため抜歯後9週まで粘膜の厚みの回復を待ち、インプラント埋入を行った。

歯が残る時代の安全・確実なインプラント治療をめざして
―抜歯後2ヵ月埋入の提案―

佐藤憲治

症例2：上顎前歯部症例（図17～31）

患者年齢および性別：75歳、女性　　**主訴**：前歯部の審美障害

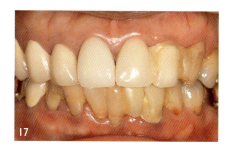
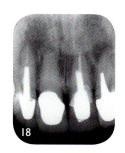

図17、18　初診時の状態とデンタルX線像。1|が歯根破折を起こし抜歯に至った。

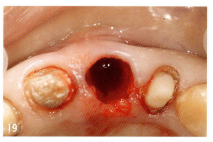
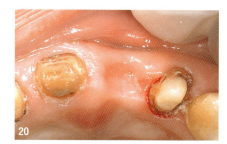
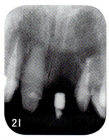

図19～21　抜歯直後（19）および抜歯後8週（20）の咬合面観と抜歯後8週のデンタルX線像（21）。抜歯窩唇側中央は、薄い歯槽骨であったため水平的な吸収が進行しているが、歯間乳頭部の吸収はあまり認められない。

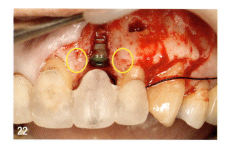
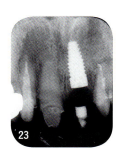

図22、23　インプラント埋入時の口腔内写真とデンタルX線像。抜歯窩の治癒にともない埋入窩の形成と埋入深度の確認が比較的容易である。また、黄色のサークル部の骨が維持されていることで骨移植がしやすい。

症例2：上顎前歯部症例（図17～31）

　患者は75歳の女性。前歯部の審美障害を主訴に来院した。1|は補綴物除去時、口蓋側に歯根破折が確認されたので抜歯が適応と診断した。ブリッジによる補綴も選択肢に入るが、|2が支台歯としてやや脆弱であったため、患者の同意を得てインプラント治療を選択した。|2部には根尖病変を認めたため、インプラント埋入と同時に歯根端切除術を行った。1|の抜歯窩は埋入時に非常に薄かったが、歯肉縁下約3mmの唇側骨が確認できた。そのため唇側中央部の歯槽骨吸収が予想されたが、隣在歯歯間乳頭部の骨レベルに問題がなかったため、抜歯後早期埋入での審美性に問題はないと判断し、抜歯後8週でのインプラント埋入を計画した。

■ 会員発表

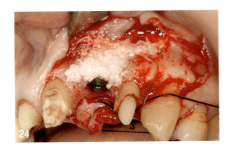
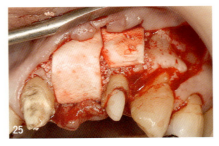

図24、25　歯間乳頭部の骨が維持されているため骨造成が容易であった。移植材料は吸収性膜でカバーした。

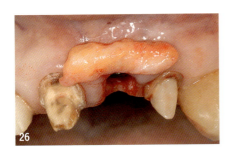
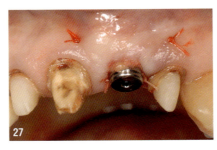

図26、27　二次手術時。歯頸部相当部の軟組織のボリュームが若干不足したため、上皮下結合組織移植術を併用した。

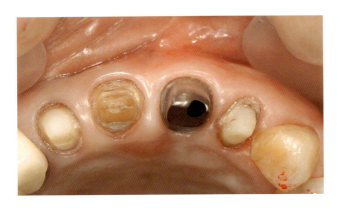

図28　アバットメント装着時の咬合面観。図19の抜歯時とほぼ変わらない状態にまで回復した。

表2　本術式の技術的なポイント

①	インプラントは、初期固定の得やすいテーパードタイプなどのシステムを使用する
②	GBRは骨補填材料と吸収性コラーゲン膜を使用することで術後のリスクを低くすることができる
③	二次手術では、角化粘膜の厚みと幅を獲得するために、以下に挙げるような基本的な歯周外科術式をマスターすることが望ましい ・歯肉弁根尖側移動術 ・遊離歯肉移植術 ・上皮下結合組織移植術

おわりに

　抜歯後2ヵ月頃の埋入は、多くの先生方が経験上実践されているはずである。本稿では、抜歯後の治癒を再考し、抜歯窩粘膜上皮の再生時期と抜歯窩歯槽骨の再生時期を考慮して、より安心して埋入の行える時期を考察した。軟組織おいては、抜歯後8週以上待つことでインプラント手術に十分な厚みが得られ、硬組織においては、8～9週で手術を行うことで必要以上の骨吸収を抑えられることが症例を通じて理解できた。

　早期埋入（8～9週）の利点を生かして唇側骨を造成し、軟組織の適切なマネージメントを行うことができれば確実な結果を得ることができると考えられる。

歯が残る時代の安全・確実なインプラント治療をめざして
―抜歯後2ヵ月埋入の提案―

佐藤憲治

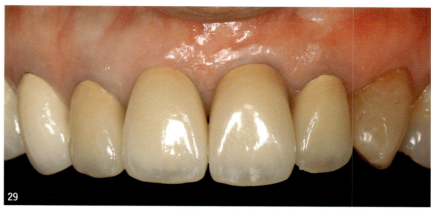

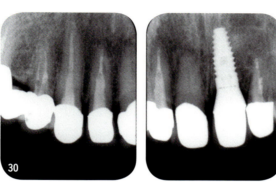

図29、30 最終補綴装着時の口腔内およびデンタルX線像。|1の唇側は、十分な厚みの硬・軟組織が獲得できた。抜歯後2ヵ月埋入により埋入深度や方向が決定しやすく、適切な位置にインプラントのプラットフォームを位置づけられた。抜歯後即時埋入でも同じような結果が得られるかもしれないが、長期的に見るとより安全で確実な結果を得られたと考えられる。

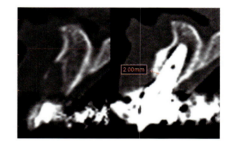

図31 CT画像による|1部の比較。即時埋入と比較すると多少時間的に長くなるが、よりリスクの少ない確実な方法でできたと考えられる。補綴後1年のCT画像でも十分な唇側骨が維持されていることがわかる。

参考文献

1. Buser D, Wismejer D, Belser U(編), 勝山英明, 船越栄次(監訳). ITI Treatment Guide Volume 3 抜歯部位へのインプラント埋入治療オプション. 東京：クインテッセンス出版, 2009.
2. 関野 愉, 竹内泰子, 岡本 浩."抜歯即時インプラント埋入"再考 PART 1：抜歯即時オンプラント埋入と骨吸収に関する研究の最前線. イエテボリ大学の文献を中心としたレビュー. the Quintessence 2007;26(9):33-45.
3. 佐藤憲治"歯が残る時代の安全・確実なインプラント治療をめざして"抜歯後2ヶ月埋入の提案. the Quintessence 2016;35(5):188-198.
4. Buser D, Chappuis V, Kuchler U, Bornstein MM, Wittneben JG, Buser R, Cavusoglu Y, Belser UC. Long-term stability of early implant placement with contour augmentation. J Dent Res 2013;92(12 Suppl):176S-182S.
5. Morton D, Chen ST, Martin WC, Levine RA, Buser D. Consensus statements and recommended clinical procedures regarding optimizing esthetic outcomes in implant dentistry. Int J Oral Maxillofac Implants 2014;29 Suppl:216-220.
6. Braut V, Bornstein MM, Belser U, Buser D. Thickness of the anterior maxillary facial bone wall-a retrospective radiographic study using cone beam computed tomography. Int J Periodontics Restorative Dent 2011;31(2):125-131.
7. Buser D, Chen ST, Weber HP, Belser UC. Early implant placement following single-tooth extraction in the esthetic zone: biologic rationale and surgical procedures. Int J Periodontics Restorative Dent 2008;28(5):441-451.

会員発表

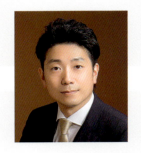

上皮下結合組織を用いた インプラント周囲軟組織増生術
―軟組織の厚みを獲得する必要性とそのタイミング―

小田師巳　Norimi Oda　（大阪府開業）

2001年　岡山大学歯学部卒業
2005年　おだデンタルクリニック 開業
2012年　岡山大学大学院医歯薬学総合研究科修了
岡山大学病院口腔インプラント講習会Mentor、（公社）日本口腔インプラント学会専門医

はじめに

インプラント周囲の軟組織のバイオタイプが薄い場合、アバットメントの色調の透過や、術後の軟組織の退縮による審美障害が懸念される。そのため、高度な審美を獲得し維持するには、インプラント周囲に十分な硬組織があることに加えて、厚みのある軟組織が必要であると考えられている[1]。

インプラント周囲軟組織の厚みに関する文献

2007年にJungらによって、アバットメントの色調の透過を遮蔽するためには、水平的に2mm以上（チタンアバットメントの場合は3mm以上）の軟組織の厚みが必要であると報告された[2]。

2009年にLinkeviciusらは、垂直的に薄い軟組織の部位に埋入されたインプラントは、厚い軟組織の部位に埋入された場合と比較して、1年後の辺縁骨吸収量が有意に多く約7倍にも達すると報告した（図1）[3]。さらに2015年には、垂直的に薄い軟組織を増生し厚い軟組織に改変すると、もともと厚い軟組織の部位にインプラントを埋入した場合と同程度まで、骨吸収量を抑制するとも報告している（図2）[4]。したがって、インプラント埋入部位の軟組織の垂直的な厚みは、インプラントの予後にも大きな影響を及ぼしうると考えられる。

また、インプラント周囲においては天然歯と同様に、軟組織の幅と高さの間にある一定の比率が維持されている（図3）[5]とされており、インプラント周囲の水平的な軟組織の厚みを増すことで、垂直的にも軟組織の増生が達成される可能性がある。

これらの報告からインプラント周囲に厚い軟組織を獲得する必要性が示唆される。そして、この軟組織の厚みを獲得するための手法は、現在のところ上皮下結合組織移植術（Connective Tissue Graft；CTG）がゴールドスタンダードとされている[6]。

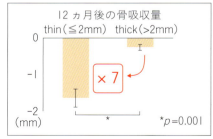

図1　垂直的な軟組織の厚みが異なる部位にインプラント埋入した場合の、12ヵ月後の骨吸収量の違い。（文献3より引用・改変）

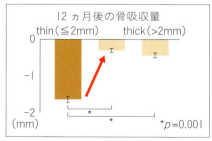

図2　垂直的に薄い軟組織を増生し、厚く改変した部位にインプラントを埋入した際の骨吸収量の変化。（文献4より引用・改変）

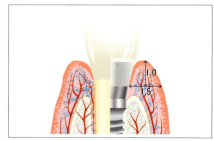

図3　インプラント周囲の骨縁上軟組織の生物学的比率。（文献5より引用・改変）

上皮下結合組織を用いたインプラント周囲軟組織増生術
―軟組織の厚みを獲得する必要性とそのタイミング―

小田師巳

症例Ⅰ：二次手術時にCTGを行った症例（図4～23）

患者年齢および性別：56歳、男性　　　主訴：上顎前歯ブリッジの動揺

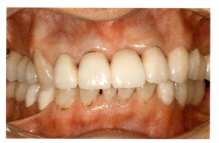
図4　初診時の口腔内写真。ブリッジを含む、上顎6前歯の歯頸ラインは不揃いである。

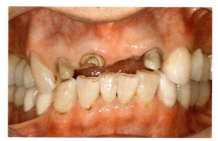
図5　ブリッジ除去時。1|に歯根破折を認め、抜歯適応と判断した。

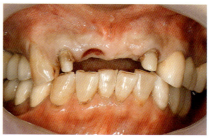
図6　1|を抜歯し、8週後のインプラント埋入直前の状態。1|部の歯槽堤が吸収しているのが確認できる。

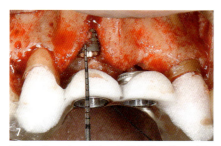

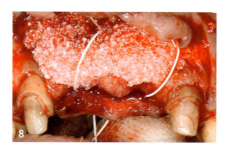

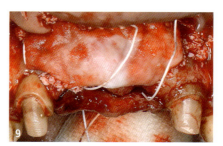

図7～9　インプラント埋入時。サージカルガイドを用いて、1|1にインプラントを埋入した。同部唇側には、Bio-OssとBio-Gideを用いて水平的硬組織増生術を行った。

CTGのタイミング

CTGを行うタイミングは、外科処置の回数を必要最小限とするために、インプラント埋入時もしくは二次手術と同時に行うことが望ましく、一般的には二次手術時に行われることが多い。しかし、二次手術時にCTGを行った場合、そこで期待していた増生量が獲得できなければ、プロビジョナルレストレーション装着後に追加の増生処置を行う必要がある。プロビジョナルレストレーション装着後のCTGは、技術的な難易度が高く、リカバリー的な意味合いを含んだ手術であるため、可能であれば避けたい処置である。

一方、インプラント埋入時にCTGを行えば、追加の増生が必要になった場合でも、二次手術時にそれを行える機会が残されている。さらに、その追加の増生処置は審美的な観点からボリュームが不足している部位にのみ選択的に行うことができるため、精度の高い処置を行うことができる。そのため、より安全に審美的なレベルを引き上げることができると考えられる。

そこで今回、2つの異なるタイミングでCTGを行ったケースを供覧し、インプラント埋入時にCTGを行う有用性についても述べてみたい。

症例供覧

症例1　二次手術時にCTGを行った症例

患者は56歳の男性で、上顎前歯のブリッジが動揺することを主訴に来院した（図4）。ブリッジを除去すると1|に歯根破折を認めた（図5）。そのため1|は抜歯したうえで、1|1はインプラント、2|2はクラウンによる機能回復を計画した（図6）。

インプラント埋入時の硬組織増生術は、吸収スピードの遅いBio-Ossと吸収性メンブレンであるBio-Gideを用い水平的増生を行った（図7～9）。

3ヵ月後、1|抜歯にともなう生理的な歯槽骨頂の吸収に

■会員発表

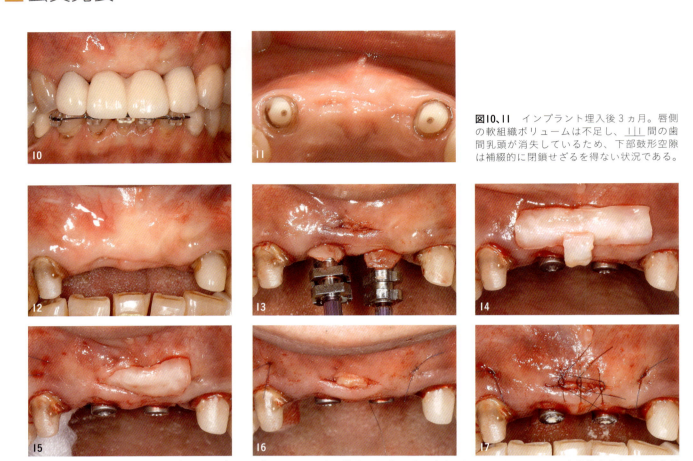

図10、11 インプラント埋入後3ヵ月。唇側の軟組織ボリュームは不足し、1|1間の歯間乳頭が消失しているため、下部鼓形空隙は補綴的に閉鎖せざるを得ない状況である。

図12～17 二次手術時。ロール法でインプラント体にアクセスし、抜糸と同時にプロビジョナルレストレーションを装着するための印象採得をした。それから、結合組織移植片を2枚採取し、唇側と1|1間の乳頭直下に移植した。

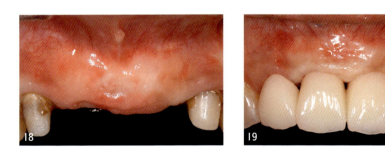

図18、19 2週後の抜糸時。1|1部の軟組織が垂直的に増生されているのが確認できる。抜糸後、準備していたプロビジョナルレストレーションを装着した。

加え、唇側の軟組織のボリュームが不足しているため、1|1間の乳頭組織が消失していた（**図10、11**）。そこで、二次手術はパンチアウトではなく、ロール法とCTGを併用することで唇側軟組織のボリュームを増生した。さらに、乳頭直下にも結合組織片を移植することで1|1間の乳頭再建を行った（**図12～17**）。2週後の抜糸時、1|1部の軟組織が垂直的に増生されているのが確認できる（**図18、19**）。**図20、21**は最終印象直前の状態。このように垂直的な軟組織増生を達成するに

は、その支持領域の水平的な厚みを増すための水平的増生術の併用が必要である。

最終補綴装置装着時（**図22、23**）。パーフェクトな審美を達成したとは言えないが、創面裂開率が高い垂直的な硬組織増生術を用いず、軟組織増生のみで獲得しうる最大限の乳頭再建を達成できた。しかしながら、二次手術時に必要とされた結合組織の量は多く、技術的にも容易な術式であったとは言い難い。本症例において、インプラント埋入時に軟組織の増

上皮下結合組織を用いたインプラント周囲軟組織増生術
―軟組織の厚みを獲得する必要性とそのタイミング―

小田師巳

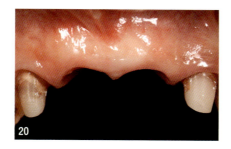
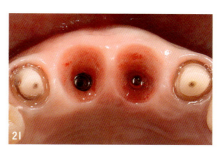

図20、21　最終印象直前の状態。唇側のボリュームが増生され、1|1間の歯間乳頭支持領域の水平的な厚みが増したため、歯間乳頭の高さが改善されている。

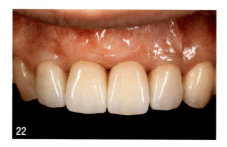
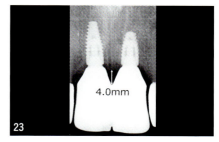

図22、23　最終補綴装置装着時の口腔内写真とデンタルX線写真。

症例2：インプラント埋入時にCTGを行った症例（図24～40）

患者年齢および性別：62歳、男性　　**主訴**：|3 クラウン脱離

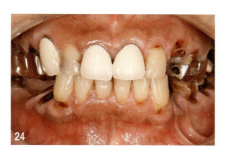
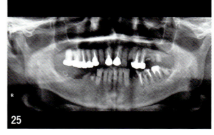

図24、25　初診時の口腔内写真とパノラマX線写真。患者は不揃いな上顎前歯部の歯頚ラインを審美的に改善することを希望した。

生を行っていれば、二次手術時に必要とされる軟組織の増生量を減じることができ、その結果、二次手術時の増生術の難易度を下げることができたのではないかと考えられる。

次に、インプラント埋入時にCTGを行うことで、二次手術では小規模な外科的介入で高い審美性を獲得できた症例を供覧する。

症例2　インプラント埋入時にCTGを行った症例

患者は62歳の男性で、|3のクラウン脱離を主訴に来院し、不揃いな上顎前歯部の歯頚ラインの審美的改善を希望した

（図24、25）。|3は骨縁下う蝕のため保存不可能と診断し、インプラントを適用することにした。歯頚ラインの修正に対しては、|3の矯正的挺出を行ったうえで6前歯のプロビジョナルレストレーションのサブジンジバルカントゥアを調整し、審美的な歯頚ラインを構築する計画を立てた。

|3抜歯時に、2|2間に対しては、歯肉退縮しにくい厚いバイオタイプの歯肉に改変するため、CTGを用いて歯肉増生術を行った（図26～28）。抜歯して8週後、|3部の歯槽堤は垂直的にも水平的にも大きく吸収していた（図29、30）。またその影響で、|2遠心部に歯肉退縮を認めた。

■ 会員発表

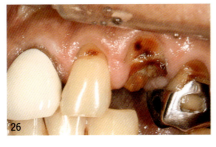
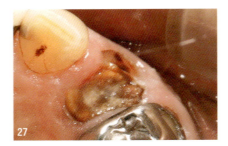
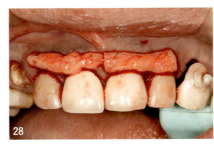
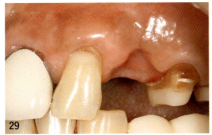
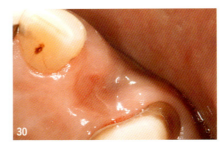

図26〜30 |3 抜歯時に、2|2 間に対してCTGを用いて歯肉を厚いバイオタイプに改変する歯肉増生術を行った。抜歯8週間後、|3 の歯槽堤は垂直的にも水平的にも大きく吸収し、|2 の遠心部には歯肉退縮を認める。

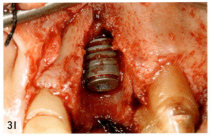
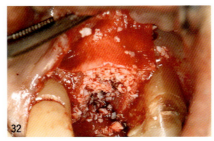
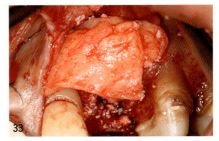

図31〜33 インプラント埋入時。Bio-OssとBio-Gideを用いて水平的硬組織増生術を行い、さらにBio-Gideの上に結合組織片を設置した。結合組織片は2枚採取し、1枚は|2 の根面被覆にも用いた。

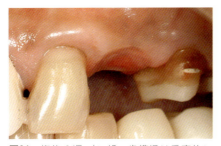
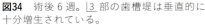
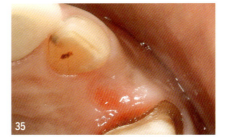
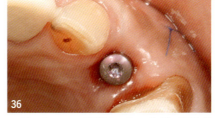

図34 術後6週。|3 部の歯槽堤は垂直的に十分増生されている。

図35、36 水平的にはホールディングスーチャーのテンションの影響で、ショルダー部分がやや吸収している。そのため、ロール法で水平的に追加の増生を行った。

　インプラント埋入時、硬組織増生は症例1と同様にBio-OssとBio-Gideを用い、水平的な増生を行った（図31、32）。本症例ではこのタイミングでCTGを行い、軟組織による垂直的な増生を行った（図33）。結合組織片は2枚採取し、1枚は|2 の根面被覆にも用いた。

　6週後、硬・軟組織増生を同時に行うことで、一度の手術で予定している歯頚ラインより歯冠側まで垂直的に十分増生されているのが確認できる（図34）。二次手術は水平的な吸収が認められるショルダー部分を回復する増生だけが必要とされ、ロール法だけで終えることができた（図35、36）。

　最終補綴装置装着時（図37〜39）。術前の計画どおりの審美的な歯頚ラインが構築されている。また、歯肉を厚いバイオタイプに改変したことが功を奏したのか、2年後の歯頚ラインも安定しているのが確認できる（図40）[7]。

上皮下結合組織を用いたインプラント周囲軟組織増生術
―軟組織の厚みを獲得する必要性とそのタイミング―

小田師巳

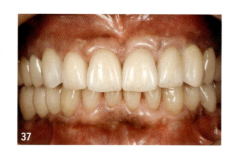
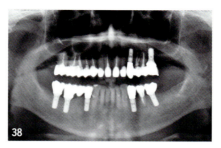
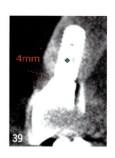

図37〜39 最終補綴装置装着時の口腔内写真とパノラマX線写真、および|3 のCT画像。患者が希望した審美的な歯頚ラインが構築されている。

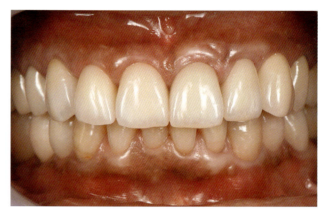

図40 2年経過時。歯頚ラインは安定しているように見える。

おわりに

インプラント周囲の軟組織の審美を獲得し維持するために、CTGを用いた軟組織増生は効果的である。とりわけ硬組織のみでは獲得が困難である垂直的な増生を、安全に補完できるという点でたいへん有用である。

CTGを行うタイミングは、症例2のようにインプラント埋入時に行えば、追加の増生処置が必要となったとしても二次手術時に実施できるため、患者に追加の外科処置を強いる必要がない。さらに、二次手術時に必要な追加の増生処置は、審美的に不足している部分に限局した小規模な外科処置ですむ場合が多いため、高い審美性を安全・確実に獲得できると考える。したがって、インプラント埋入時に軟組織増生を同時に行うことは、メリットが多い術式であると考えられる。

参考文献

1. Thoma DS, Mühlemann S, Jung RE. Critical soft-tissue dimensions with dental implants and treatment concepts. Periodontol 2000 2014;66(1):106-118.
2. Jung RE, Sailer I, Hämmerle CH, Attin T, Schmidlin P. In vitro color changes of soft tissues caused by restorative materials. Int J Periodontics Restorative Dent 2007;27(3):251-257.
3. Linkevicius T, Apse P, Grybauskas S, Puisys A. The influence of soft tissue thickness on crestal bone changes around implants: a 1-year prospective controlled clinical trial. Int J Oral Maxillofac Implants 2009;24(4):712-719.
4. Linkevicius T, Puisys A, Steigmann M, Vindasiute E, Linkeviciene L. Influence of Vertical Soft Tissue Thickness on Crestal Bone Changes Around Implants with Platform Switching: A Comparative Clinical Study. Clin Implant Dent Relat Res 2015;17(6):1228-1236.
5. Nozawa T, Enomoto H, Tsurumaki S, Ito K. Biologic height-width ratio of the buccal supra-implant mucosa. Eur J Esthet Dent 2006;1(3):208-214.
6. Thoma DS, Zeltner M, Hilbe M, Hämmerle CH, Hüsler J, Jung RE. Randomized controlled clinical study evaluating effectiveness and safety of a volume-stable collagen matrix compared to autogenous connective tissue grafts for soft tissue augmentation at implant sites. J Clin Periodontol 2016;43(10):874-885.
7. 都築優治、小田師巳．Case Report GRAPHIC vol.3．歯科技工 2016；44(4)：419-433．

ハンズオンコースの内容を立体的な"3Dイラスト"で紙面上に再現!

3Dイラストで見る ペリオドンタルプラスティックサージェリー

天然歯編 エビデンスに基づいた切開・剥離・縫合

監著
中田光太郎／木林博之

著者
岡田素平太／小田師巳／園山 亘／山羽 徹

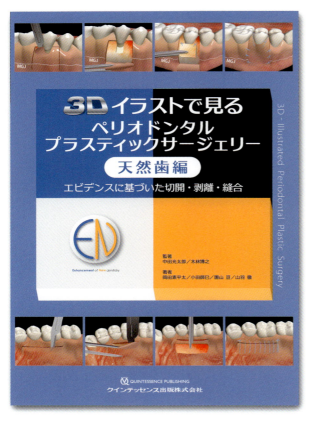

本書は、2016年に大好評を博した『エビデンスに基づいたペリオドンタルプラスティックサージェリー イラストで見る拡大視野での臨床テクニック』の内容を、3Dイラストを用いてstep by stepで著した。これまでエビデンスがほとんどなかった切開・剥離・縫合などについて科学的根拠に基づきながら解説している。さらに、普段見ることのできないエキスパートたちのテクニックを、3Dイラストを使うことで360°あらゆる角度から余すことなく披露している!

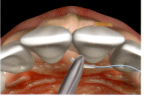
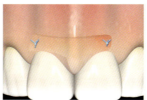

3章6 乳頭再建術

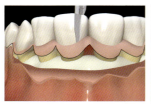
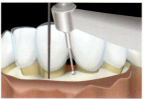
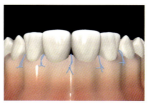

3章2 歯肉切除術

2016年大好評書籍

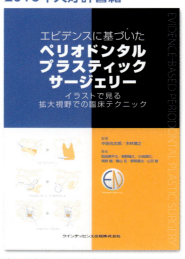

中田光太郎, 木林博之(監著). 岡田素平太, 奥野幾久, 小田師巳, 尾野 誠, 園山 亘, 都築優治, 山羽 徹(著).
2016年発刊／定価 本体18,000円(税別)
モリタコード:208050742

●サイズ:A4判　●160ページ　●定価　本体16,500円(税別)

クインテッセンス出版株式会社

〒113-0033　東京都文京区本郷3丁目2番6号　クイントハウスビル
TEL. 03-5842-2272（営業）　FAX. 03-5800-7592　http://www.quint-j.co.jp/　e-mail mb@quint-j.co.jp

正会員コンテスト

甘利佳之　YOSHIYUKI AMARI

新村昌弘　MASAHIRO NIIMURA

村川達也　TATSUYA MURAKAWA

岡田豊一　TOYOKAZU OKADA

正会員コンテスト

矯正治療をともなったインプラント補綴の治療戦略

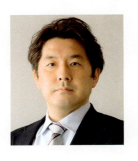

甘利佳之　Yoshiyuki Amari　（東京都開業）

1996年　日本大学歯学部卒業
　　　　中久木矯正歯科センター勤務
1999年　アマリ歯科クリニック開業

はじめに

　歯列不正をともなった欠損歯列におけるインプラント治療では、術前の審査・診断は特に重要で、多種多様な方面からのアプローチが欠かせない。そこで、歯列不正をともなった欠損歯列に対して矯正治療をともなったインプラント補綴を行った症例を供覧し、その治療戦略について考察したい。

矯正治療における絶対的固定源

　矯正治療における固定源には部位によって顎内固定・顎間固定・顎外固定があり、さらにはその抵抗の性質から単純固定・不動固定・相反固定・加強固定・準備固定がある。従来どおり何本かの歯をブロックとして一体と捉える単純固定とTAD（Temporary Anchorage Device）や TISADs（Temporary Intraoral Skeletal Anchorage Devices）と呼ばれる矯正用インプラント、そして　従来の欠損に使用される補綴用インプラントを利用する加強固定とに分けられる。

　歯を固定源とする場合、固定源とした歯は移動させたい歯に対し相反的にアンカレッジロスを起こし、動かしたい歯の方向へ移動して、相反固定という結果が起こってしまう。また、抜歯症例における抜歯空隙利用のための固定の分類において①最小の固定、②中等度の固定、③最大の固定に分けられる。そこで最大の固定を得るためにさまざまな部位に使用可能となったTADやTISADs、そして補綴用インプラントの成功率について考えてみたい。

　まず、口腔外科医や一般臨床医が埋入するMiniplatesやDental implantは、90〜100％と成功率が高い。しかし、舌が嚥下や咀嚼の際に当たるPalatal implantは、部位特異的な環境から74〜93％へと成功率が下がる。また、外科の経験がない矯正医も埋入を行うMiniscrews（TAD）となると、成功率が61〜100％とかなりバラつきが出てしまう[1]。

　矯正用インプラントは上記のように低い成功率であるため、使用できない固定源のように捉えられてしまいがちだが、矯正治療時の補綴用インプラントと比較検討し、その利点・欠点について考えてみたい。

　TADはさまざまな部位に埋入することが可能であり、埋入時期も矯正開始時から治療中と時期を選ばない。脱離したとしても再埋入が可能なことも最大限のメリットである。

　ただし、欠損歯数が多い場合などの咬合支持が必要な場合には、咬合支持能力がほぼないため不向きである。それに対し、いわゆる補綴用インプラントは咬合支持能力や長期安定性については高い信頼性を得ているため、欠損歯数が多い場合の矯正治療中の患者の咀嚼効率などを考慮すると、その役割は大きい。しかし、矯正治療は顎位の変化や歯の移動をともなうため、最終位置決定が非常に困難である。そのため、インプラントの埋入時期や位置決定に苦慮することがある。

歯列不正患者におけるインプラント治療時に考慮すべき事項

　歯列不正患者の治療計画立案の際には、臼歯関係や空隙の問題、頭蓋に対する上下顎の位置、上下顎顎骨に対する歯の位置や歯軸の問題を考慮すべきである。

　治療計画が立案され固定源として使用不可能な歯や歯の欠損が存在すると、インプラント治療が必要となる。その際、インプラントの埋入部位や骨増生の必要性などの事柄について考慮しなければならない。そして、インプラントの埋入時期は、その補綴用インプラントを固定源や咬合支持として必

矯正治療をともなったインプラント補綴の治療戦略

甘利佳之

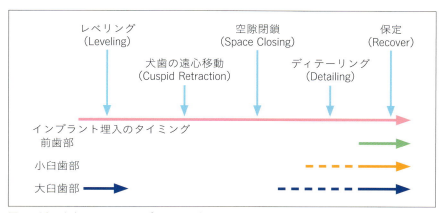

図1 歯列不正に対してインプラント計画時に考慮すべき事項。

図2 矯正治療におけるインプラント治療の介入時期。

表1 日本人の歯冠幅径の平均値

上顎	♂	♀
中切歯	8.67	8.56
側切歯	7.16	7.04
犬歯	8.1	7.94
第一小臼歯	7.52	7.37
第二小臼歯	6.86	6.88
下顎		
中切歯	5.5	5.46
側切歯	6.1	6.08
犬歯	7.14	6.95
第一小臼歯	7.27	7.23
第二小臼歯	7.2	7.13

参考文献2～4をもとに作成。単位はmm。

要か否かに大きく影響する(図1)。

歯冠近遠心幅径について

インプラント埋入において、歯列内での近遠心幅径が大きく影響することはいうまでもない(表1)。特に、歯を移動させない場合であれば下顎前歯部や上顎側切歯が補綴的に限られた部位となるが、歯を移動させる矯正治療がかかわってくるとすべての歯に影響が出てくる[2～4]。

つまり、移動させる歯の部位にすでにインプラントが埋入されていると、インプラントへの近接や歯の移動が不可能となる。そこで、矯正治療におけるインプラントの埋入時期を検討してみる。

矯正治療における インプラント埋入時期

通常、抜歯をともなう矯正治療は5つの段階に分けられる(図2)。

まず抜歯後、歯の整列。次に犬歯の遠心移動。犬歯を含んだ小・大臼歯部群を固定源とした空隙閉鎖。その後、それぞれの歯軸や対合歯との最終調整(ディテーリング)。そして最後に保定期間となる。

今現在、TADの登場やスライディングメカニクスの向上により、犬歯の遠心移動と空隙閉鎖が同時期に行われるようになり、治療も短く簡便になってきている[3]。

そのような現在の矯正治療においてインプラントの埋入時期を誤ると、致命的な治療の失敗を起こしてしまう。わずか

正会員コンテスト

症例 I：Class III に対して矯正治療をともなったインプラント治療を行った症例（図3～9）

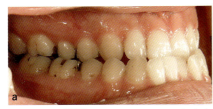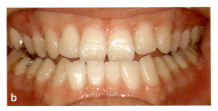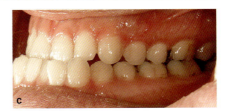

図3-a～c　8|8欠損をともなったIII級患者の初診時の口腔内。

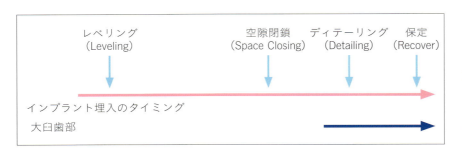

図4　最後臼歯部欠損をともなったIII級患者のインプラント治療の介入時期。TADによる加強固定を行い、最終歯列が確定したのちにインプラント埋入を行うほうが、術後を予測したセットアップを参考にした埋入より容易である。

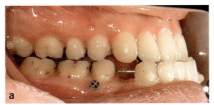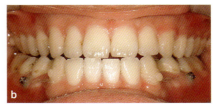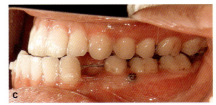

図5-a～c　4|4を抜歯後、解剖学的に難しい8|8部にインプラント埋入を行わず、TADにより空隙閉鎖を行った。

な埋入位置のズレが審美的・補綴的エラーとなる前歯部の矯正治療は、最終調整後や保定期間に入ってから行うことはいうまでもない。近遠心幅径に比較的余裕のある小臼歯部位に関しても、できれば最終調整から保定期間に埋入することが無難である。

　問題となるのは、大臼歯部の欠損である。第一大臼歯欠損で最後臼歯が存在し固定源となる歯が存在するのであれば、TADなどを使用して固定源の補強を行い治療開始すべきである。

　しかし、大臼歯2歯欠損など欠損歯数が多い場合、咬合の支持や固定源の確保が必須となる。そのような場合に、矯正治療前にセットアップ模型で術後の歯列を想定し、移動してくる歯の障害にならないような理想的位置に埋入することが必要になる。

症例供覧 I：Class III

1）症例の概要

　患者は23歳、女性。受け口を主訴に来院（**図3**）。2ヵ月前に他院にて下顎第三大臼歯を抜歯していた。

　矯正検査ではANB-1.67°であったが、閉口時に下顎前歯が上顎前歯に早期接触、下顎が前方変位咬合している状態であった。

矯正治療をともなったインプラント補綴の治療戦略　　　甘利佳之

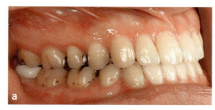 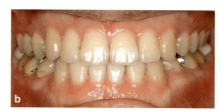 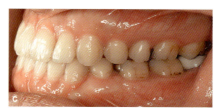

図6-a〜c　メインテナンス中の口腔内。Ⅲ級患者に対して骨切りをせずに、TADにより歯列再構成を行ったのちにインプラントを埋入した。

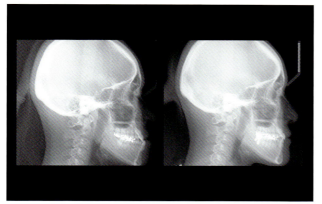

図7　術前・術後のセファロX線所見。ANBが-1.67°から0.32°へ、オーバージェットが-3.1mmから3.5mmへと改善した。

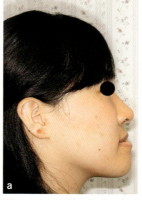 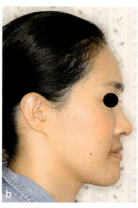

図8-a、b　術前・術後の側貌。術前は下顎前歯が早期接触し下顎骨体が前方シフト、下顎を前方に突き出し後頭部が後方に傾斜したような側貌であるが、術後は前歯部のポジションが改善したため下顎骨体が後方シフトし改善している。

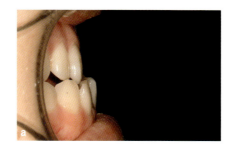 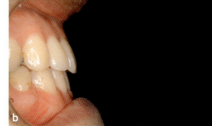

図9-a、b　術前・術後の咬合関係の比較。

2）治療計画

治療計画を図に示す（図4）。

すでに8|8が抜歯されていたため、患者には非抜歯矯正治療の後に骨切りをする治療計画を提案したが、仕事の都合上、入院は不可能とのことであった。

そこで、固定源として8|8位にインプラントを埋入後、矯正することも可能ではあったが、下顎舌側の同部位の限られた環境や開口量の制限もあるため、TADを使用した固定源とすることにした。

4|4を抜歯し、レベリングの後TADを使用し空隙閉鎖した（図5）。Ⅲ級フィニッシュ確立のため、ディテーリングの段階で7|7の咬合を安定を目的として下顎最後方歯部位へインプラント埋入を行った。

3）術後経過

最終調整終了後の断層撮影写真では、限られた環境のもとでインプラントが理想的な位置に埋入されていることが確認できる。また、術後の口腔内、セファロX線写真では下顎の位置や前歯のポジション、そして側貌変化も改善されていることが確認できる（図6〜9）。

■ 正会員コンテスト

症例2：Class Ⅰに対して矯正治療をともなったインプラント治療を行った症例（図10～15）

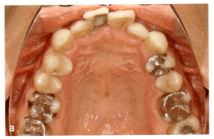 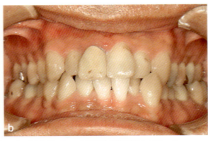 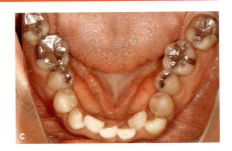

図10-a～c　初診時口腔内。上下顎前歯部に叢生のある患者で、1|が歯根破折していた。

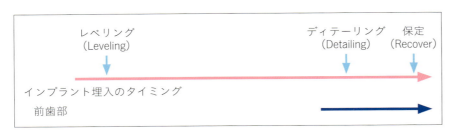

図11　前歯部審美領域で中間歯欠損をともなったClass Ⅰ患者のインプラント治療の介入時期。インプラント埋入は、わずかな埋入位置異常が致命傷となるため、リッジプリザベーションを行い、最終歯列が確定したのちに行うと容易となる。

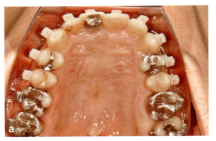 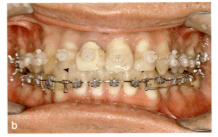 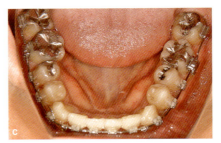

図12-a～c　1|挺出後、最終調整終了。歯槽堤温存術前の口腔内。

症例供覧2：Class Ⅰ

1）症例の概要

患者は34歳、男性。被せた歯の脱離を主訴に来院。前医にて複数回再装着していたが、今回コアごと脱離、破折した歯質が付いていた。破折部位は骨縁下にまで達しており保存不可の状態。上下顎前歯部に叢生をともなっており、脱離した冠の口蓋側には下顎前歯突き上げによる調整の痕があった（図10）。

2）治療計画

治療計画を図11に示す。ANB1.65°と著しい骨格の不正は認められなかったため、オーバーバイト、オーバージェットの改善を目的に非抜歯による矯正治療を行うこととした。歯冠は三角形を呈し、薄いバイオタイプであったため歯根挺出を行い、最終調整後のリッジプリザベーションののち、インプラント埋入を行った（図12～14）。

3）術後経過

咬頭嵌合位で咬合し、インプラント補綴に隣接した歯間乳頭も再現されている。また、歯根の平行性が保たれていることが確認できる（図15）。

まとめ

今回、矯正治療の介入が必要となる欠損をともなう歯列不

矯正治療をともなったインプラント補綴の治療戦略

甘利佳之

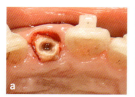 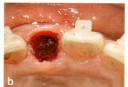 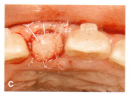 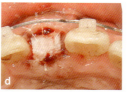 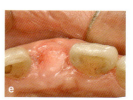

図13-a〜e リッジプリザベーション。抜歯後、唇口蓋側にCTG弁を挿入しFGGを縫合固定する。

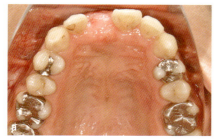 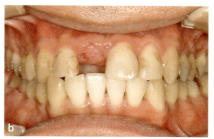 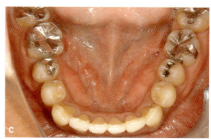

図14-a〜c 矯正終了時、インプラント埋入前の口腔内の状態。1部の歯槽堤が温存できている。

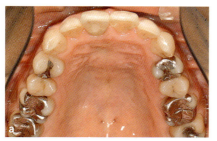 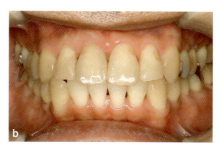 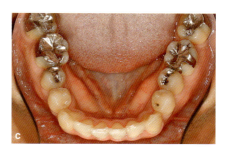

図15-a〜c インプラント埋入後、最終補綴物装着後の口腔内の状態。

正を有する症例を供覧し、矯正治療とインプラント埋入や固定源を使用する時期、選択基準を考察した。

矯正の固定源として、補綴用インプラントには部位特異的な条件を有するため、できる限り矯正用インプラントを使用すべきである。

しかし、患者のQOLや治療の効率化を考慮した際、術前に補綴用インプラントを埋入することも必要となる。その際には矯正医と相談し、できる限り簡潔な治療計画を立案すべきと考える。

参考文献

1. Tsui WK, Chua HD, Cheung LK. Bone anchor systems for orthodontic application: a systematic review. Int J Oral Maxillofac Surg 2012;41(11):1427-1438.
2. 小野博志．乳歯および永久歯の歯冠近遠心幅径と各歯列内におけるその相関について．東京医科歯科大学小児歯科学教室．昭和35年8月10日受付．
3. 大坪淳造．日本人成人正常咬合者の歯冠幅径と歯列弓内及びBasal Archとの関係について．日矯歯誌 1957;16:36-46.
4. 岩垣 宏．歯牙及び歯列宥に関する変異統計的研究．歯科月報 1937; 17:519-552.
5. Antoszewska-Smith J, Sarul M, Łyczek J, Konopka T, Kawala B. Effectiveness of orthodontic miniscrew implants in anchorage reinforcement during en-masse retraction: A systematic review and meta-analysis. Am J Orthod Dentofacial Orthop 2017;151(3):440-455.

正会員コンテスト

垂直的骨増生における文献的考察と臨床応用

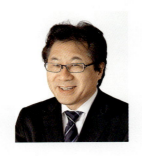

新村昌弘　Masahiro Niimura　（東京都開業）

1986年　九州大学歯学部卒業
1986年　東京医科歯科大学第二口腔外科入局
1991年　にいむら歯科医院開業
医学博士、埼玉医科大学歯科口腔外科非常勤講師、
日本口腔インプラント学会 専門医・指導医、ITI Fellow、CID 会長

はじめに

垂直的骨増生は、水平的骨増生と比較して難度が高く、また合併症が多いことも報告されている[1]。しかしながら近年、垂直的骨増生におけるプロトコルが確立されてきており、その適応症や治療術式に関しても最新の論文においてコンセンサスがまとまってきている。本稿では、垂直的骨増生に関して最新のコンセプトをまとめてみたい。

垂直的骨増生後のロングインプラント vs. ショートインプラント

垂直的骨増生を考えるときに検討しなければならないのが、垂直的骨増生を行った後にロングインプラントを埋入するのか、または近年臨床報告が増えてきているショートインプラントの適応症と考えるのか、である。この2つの術式の適応症に関する明確なディシジョンメイキングは今まで明らかにされていなかった。そのため、まずショートインプラントの現在のコンセプトを確認する必要がある。

ショートインプラントの問題点

ショートインプラントの定義が曖昧

近年はショートインプラントの生存率がロングインプラントと比較しても有意差がないという結果も多く報告されるようになった。しかしながら論文をよくチェックしてみると、2006年より前の論文[2]には、8～10mm の長さのインプラントがショートインプラントとカテゴリー分けされている論文も多く見られ、このことは 8mm より短いインプラントをショートインプラントと呼称している現在においてはその生存率をそのまま受け入れることはできないと考える。

ショートインプラントの部位別の生存率が出ていない

ショートインプラントの適応症を考えるときに、その部位別の生存率が明確にされていないことにも注目したい。前歯部位においては、その骨質や、CI Ratio、補綴軸、審美性に関する考察がなされるべきであり、下顎前歯部位においてはさらに直径の細いインプラントの適応症に関しても考慮される必要がある。臼歯部位においても、上顎と下顎では骨質や垂直的骨増生法、解剖学的リスクなどの配慮も不可欠である。前歯部領域におけるショートインプラントの適応症に関しては数編の臨床報告しか存在していないが、バイオメカニカル的にも、審美的な観点からも適応症とは言いにくいと考える。残念ながらショートインプラントにおける部位別による詳しい生存率の報告は少なく、現時点において結論は出ていない。

ショートインプラントの補綴的合併症が多い

ショートインプラントにおける術後の補綴的合併症に関する多くの報告がある。これにはフィクスチャーやアバットメントのスクリューの破折、可撤式のスクリューの緩みが代表的なものとして報告されている。2014年に Lee[3] らはロングインプラントとショートインプラントの補綴的合併症の比較の報告をしており、それによると5年間のロングインプラントの補綴的合併症が31%で、ショートインプラントが60%となっている。これは CI Ratio が逆転することが原因と言われていて、CI Ratio が2.0を超えないか、あるいは補綴高径が15mm を超えないことが補綴的合併症を減らすために必要な条件と報告されている。

ショートインプラントの許容される長径

最近の報告では 5mm より短いインプラントの生存率が他

垂直的骨増生における文献的考察と臨床応用

新村昌弘

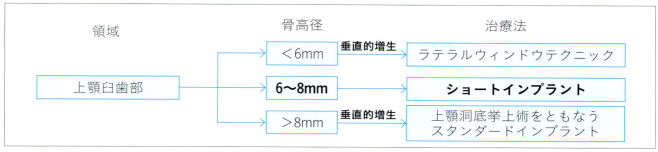

図1 文献5を基に筆者が考える上顎臼歯部におけるインプラントの選択。

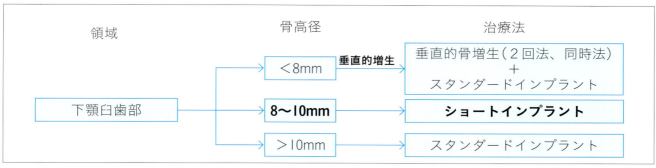

図2 筆者が考える下顎臼歯部におけるインプラントの選択。

のロングインプラントと比較して悪いことが報告されているが[4]、では何ミリまで臨床的に許容されるのか検討する必要がある。Slotteらは4mmのエキストラショートインプラントの高い生存率を報告[5]しているが、これはすべて下顎臼歯部位で、3～4本のショートインプラントでスプリントされていた。連結して側方力を分散することにより骨へのストレスを緩和することができると言われている。

垂直的骨増生後の ロングインプラントの適応症

垂直的骨増生後のロングインプラントを適応するか、ショートインプラントを適応するかのディシジョンメイキングは従来までは不透明であったが、2017年にチューリッヒのThomaらが最新のシステマティックレビュー[6]を報告し、明確にしている。この論文の結果を基に筆者なりの大臼歯部位におけるインプラントの選択をまとめて**図1**に示す。まず、上顎臼歯部位においては、残存骨高径が6mm未満であれば、従来どおりのサイナスリフトとオステオトームテクニックの適応症を選択する。6～8mmの場合、CI Ratioが2.0を超えないこと、パラファンクションがないこと、さらに対合歯との距離が5mm以下を満たせばショートインプラントの適応も考える。しかし、以上の条件が満たされない場合は、残存骨高径が6～8mmであっても垂直的骨増生をしてロングインプラントを埋入すべきであると考える。

下顎臼歯部位では、もう少しシンプルなプロトコルで、残存骨高径が8mm未満ならば垂直的骨増生を選択し、8～10mmなら前述と同じ適応症が満たされればショートインプラントの選択肢も検討する。10mm以上ならば通常の長さのインプラントを選択し、多数歯の埋入が可能で骨質が良ければ、即時荷重を適応できる場合があると考える（**図2**）。

正会員コンテスト

表1　部分欠損患者における垂直的骨増生

	ディストラクション法	インレーグラフト	オンレーグラフト	骨再生誘導法（GBR）
垂直的骨増生量(mm)	6.84 ± 0.61	4.92 ± 0.34	3.47 ± 0.41	3.83 ± 0.49
術後の骨吸収量(mm)	1.47	1.60	1.21	0.90
インプラント生存率(%)	98.1	97.3	98.9	99.6
インプラント成功率(%)	93.8	91.7	92.8	100

下顎右側大臼歯部に骨増生を行った症例（図3～16）

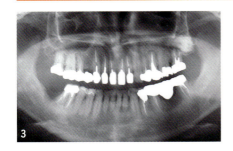
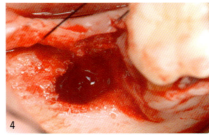

図3、4　下顎右側第二大臼歯部位の垂直的骨吸収は最大で20mmにも及ぶものであった。

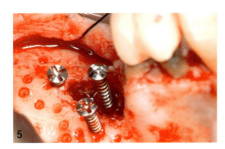
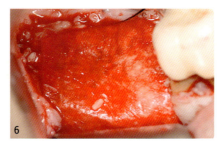

図5　テンティングスクリューを3本植立し、補填材料のスペースを確保した。

図6　骨補填材料とメンブレンを設置したところを示す。テンティングスクリューにより、スペースの確保ができているのがわかる。

垂直的骨増生法の術式の選択

垂直的骨増生法の術式の選択に関しての論文は、過去にいくつか報告されている[7]。これによるとGBR同時法、GBR段階法、骨ブロック移植法、ディストラクション法においてはどれも難度が高く、合併症も多く、成功するかどうかの鍵は術者のスキルに多く依存することが言及されているが、どの術式がすぐれているかの統計的有意差に対しての報告はなかった。2017年にElnayefとWangらの最新の垂直的骨増生のシステマティックレビュー[8]によると、ディストラクション法、インレーグラフト法、オンレーグラフト法、GBR段階法の比較において、垂直的骨増生量、術後の骨吸収量、インプラント生存率、合併症の少なさなどに関して、初めてGBR段階法の術式の優位性を結論づけている（表1）。

成長因子の併用

1993年にLangerらは骨再生のためには、細胞因子としての骨芽細胞、足場（Scaffold）としての骨補填材料やメンブレン、最後に増殖因子としてのサイトカインの存在の必要性を報告した[9]。現在、血小板由来のPRP/PRF/PRGF/GRFやエムドゲインなどのタンパク質、rhPDGF、rhBMP-2などのサイトカインが臨床応用されている。Misch、Jovanovic、Urbanらも難度の高い垂直的骨増生にはこのような成長因子の併用は臨床効果が高いことを報告している[10〜12]。

垂直的骨増生における文献的考察と臨床応用　　　新村昌弘

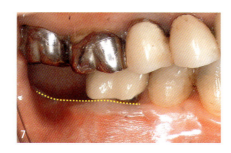
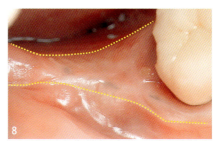

図7、8　二次手術時には垂直的硬・軟組織増生は確認できるが、水平的骨量が不足しているのが認められる。

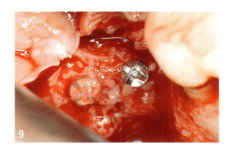
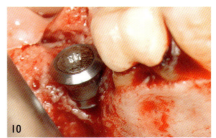

図9、10　二次手術時にスクリューの除去と再度水平的骨増生の必要性を認めた。

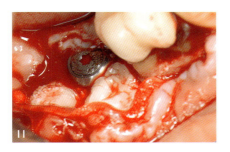
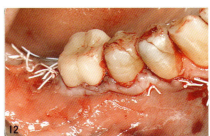

図11、12　二次手術時に骨補填材料とPRGFと吸収性膜により水平的骨増生を追加した。

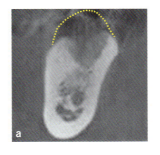
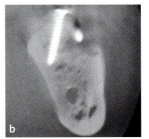
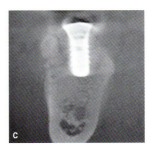

図13　術前(a)、術後(b)、インプラント埋入後(c)のCT像。

臨床供覧

患者は65歳の男性。下顎右側大臼歯部位の補綴修復を主訴に来院された。全身的な問題はなかったが、同欠損部位には垂直的に大きな骨欠損が存在した。従来法ではブロック骨移植と骨補填材料の併用によるGBRが第一選択と考えられたが、患者は大きな外科的な侵襲を望まなかったために、欠損部周囲からの顆粒状の自家骨採取と骨補填材料を用いて、テンティングスクリューにて吸収性メンブレンを支持させてスペースメイキングを行った。その際に強力な骨誘導を有する増殖因子としてrhBMP-2と血小板由来の成長因子であるPRGFを併用した。

正会員コンテスト

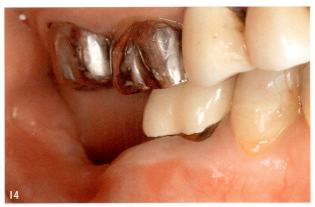 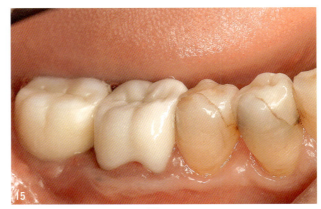

図14、15 術前と術後の比較。垂直的には約20mm、水平的には約5mmの骨増生が達成され、隣接する6]との歯頸ラインとも移行的になっていることが認められる。

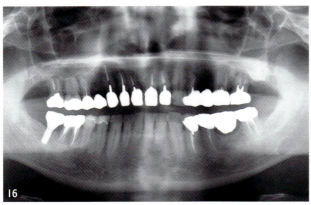 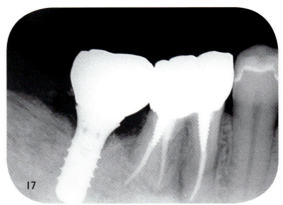

図16、17 術後のパノラマおよびデンタルX線写真。増生した骨も安定し、現在も問題なく経過している。

表2　垂直的骨増生が困難な理由

①	骨壁が少ない
②	既存骨からの距離がある
③	大きな骨ブロックが必要となる
④	軟組織の伸展量が多い
⑤	強力な骨誘導能が必要となる

垂直的骨増生における文献的考察と臨床応用

新村昌弘

表3 垂直的骨増生を成功させるための重要因子

①	スペースを確保する
②	骨芽細胞を遊走させる
③	成長因子を使用する
④	骨移植材料をしっかり固定する
⑤	メンブレンによる閉鎖を行う
⑥	テンションフリーの縫合を心がける
⑦	残存骨が4mm以上ある場合は同時法、4mm未満の場合は段階法を選択する

6ヵ月の治癒後にインプラントを埋入したが、水平的に骨増生を追加するためにさらに骨補填材料をインプラント埋入時に追加した。最終補綴物の歯頸ラインが隣接する歯と同レベルまで回復していることが確認できた。

まとめと考察

インプラントサイトの垂直的骨高径が不足している場合、必要な条件が満たされればショートインプラントの適応も可能であることが文献的に報告されている[5]。水平的な骨増生と比較して、垂直的骨増生の難度が高い理由は、**表2**に示すようにいくつかの要因が考えられる。

その対応策として成長因子の併用、骨誘導能を有する自家骨や骨補填材料の併用、そして何よりも垂直的なスペースメイキングの確保が必須であると考える(**表3**)。推奨される術式としてはGBRの段階法がもっとも予知性の高い術式として報告されており[8]、チタンメッシュや吸収性メンブレンとテンティングスクリューを併用した術式が一般的と考えられる。

参考文献

1. Grunder U, Gracis S, Capelli M. Influence of the 3-D bone-to-implant relationship on esthetics. Int J Periodontics Restorative Dent 2005;25(2):113-119.
2. Feldman S, Boitel N, Weng D, Kohles SS, Stach RM. Five-year survival distributions of short-length (10 mm or less) machined-surfaced and Osseotite implants.Clin Implant Dent Relat Res 2004;6(1):16-23.
3. Lee SA, Lee CT, Fu MM, Elmisalati W, Chuang SK. Systematic review and meta-analysis of randomized controlled trials for the management of limited vertical height in the posterior region: short implants (5 to 8 mm) vs longer implants (> 8 mm) in vertically augmented sites. Int J Oral Maxillofac Implants 2014;29(5):1085-1097.
4. Atieh MA, Zadeh H, Stanfird CM, Cooper LF. Survival of short implants for treatment of posterior partial edentulism. A systematic review. Int J Oral Maxillofac Implants 2012;27(6):1323-1331.
5. Slotte C, Grønningsaeter A, Halmøy AM, Öhrnell LO, Stroh G, Isaksson S, Johansson LÅ, Mordenfeld A, Eklund J, Embring J. Four-millimeter implants supporting fixed partial dental prostheses in the severely resorbed posterior mandible: two-year results. Clin Implant Dent Relat Res 2012;14 Suppl 1:46-58.
6. Thoma DS, Cha JK, Jung UW. Treatment concepts for the posterior maxilla and mandible: short implants versus long implants in augmented bone. J Periodontal Implant Sci 2017;47(1):2-12.
7. Milinkovic I, Cordaro L. Are there specific indications for the deifferent alveolar bone augmentation procedures for implant placement? A sysytematic review. Int J Oral Maxillofac Surgery 2014; 43(5):606-625.
8. Elnayef B, Monje A, Gargallo-Albiol J, Galindo-Moreno P, Wang HL, Hernández-Alfaro F. Vertical Ridge Augmentation in the Atrophic Mandible: A Systematic Review and Meta-Analysis. Int J Oral Maxillofac Implants 2017;32(2):291-312.
9. Langer R, Vacanti JP. Tissue engineering. Science 1993;260 (5110):920-926.
10. Misch CM. Bone augmentation of the atrophic posterior mandible for dental implants using rhBMP-2 and titanium mesh: clinical technique and early results. Int J Periodontics Restorative Dent 2011;31(6):581-589.
11. Urban IA, Lozada JL, Jovanovic SA, Nagy K. Horizontal guided bone regeneration in the posterior maxilla using recombinant human platelet-derived growth factor: a case report. Int J Periodontics Restorative Dent 2013;33(4):421-425.
12. Urban I, Caplanis N, Lozada JL. Simultaneous vertical guided bone regeneration and guided tissue regeneration in the posterior maxilla using recombinant human platelet-derived growth factor: a case report. J Oral Implantol 2009;35(5):251-256.
13. Slotte C, Grønningsaeter A, Halmøy AM, Öhrnell LO, Stroh G, Isaksson S, Johansson LÅ, Mordenfeld A, Eklund J, Embring J. Four-Millimeter Implants Supporting Fixed Partial Dental Prosthesis in the Severely Resorbed Posterior Mandible:Two -Year Results. Clin Implant Dent Relat Res 2012;14 Suppl 1:e46-58.

正会員コンテスト

インプラント周囲炎の発症予防に配慮したインプラント周囲粘膜構築の考察

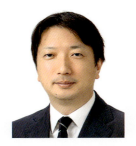

村川達也　Tatsuya Murakawa　（福岡県開業）

1998年　九州大学歯学部卒業
　　　　九州大学歯学部歯周疾患制御学講座 入局
2000年　九州大学歯学部歯周疾患制御学講座大学院 入学
2006年　むらかわ歯科クリニック開業

はじめに

　インプラントの生存率を低下させる原因の一つとして、インプラント周囲炎がある。最近では、インプラント周囲炎に対する臨床研究が蓄積され、非外科的・外科的治療法も確立されつつあり、治療成績も向上している。

　しかしながら、一度発症してしまうと再インテグレーションをともなう完全治癒に導くという報告はほとんどない。そのためインプラント周囲炎の発症リスクを評価し、発症予防に努めることの重要性が再認識されている。

　インプラント周囲炎の主要リスク因子として、プラークコントロールが挙げられる。そのため発症予防には、適切な口腔衛生指導と清掃の容易な環境が求められる。そこで本稿では、清掃環境を整えるためのインプラント周囲粘膜構築に着目したい。

インプラント周囲炎の発症予防

　インプラント周囲粘膜における角化粘膜の必要性については、長く議論されてきた。しかしながら、インプラント周囲角化粘膜の欠如によりアタッチメントロスが有意に起こるというWangらのレビュー論文[1]や角化粘膜の必要性を述べた論文が増えてきている事実は、2000年以降ラフサーフェスのボーンレベルインプラントの登場などで、角化粘膜の必要性が変化してきていることを推測させる。

　筆者の経験したインプラント周囲炎の発症した症例では、①粘膜とタイトに密着していない、②粘膜が退縮している、③ブラッシングに必要な口腔前庭が確保されていない、などの状態であったため、インプラント周囲炎の発症予防には、適切な非可動性の角化粘膜や口腔前庭を獲得し、清掃性を向上させる環境を整えることが必要であると考える（**図1**）。

　非審美領域であれば、二次手術時などの歯肉弁根尖側移動術（APF）、遊離歯肉移植術（FGG）により目的を達成することができる。しかし審美領域においては、審美性のためAPFやFGGは選択できないことが多く、また粘膜退縮してしまった組織再建の適応症は少ないと考える。

　つまり、インプラント埋入から上部構造が装着されるまでに、審美性とインプラント周囲炎の発症予防に配慮したインプラント周囲粘膜を構築しておくことが求められる。理想的には、健全歯周組織で見られる結合組織性付着や上皮性付着による生物学的防御機構を有することである。

　しかしながら、インプラント周囲粘膜には、結合組織性付着はあまり期待できず、Atsutaらの論文[2]でも歯周組織と比較して付着による封鎖性が低いという結果が示されている。

　本稿では、インプラント周囲粘膜構築のために、「タイト

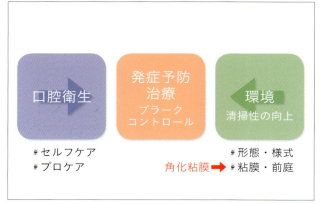

図1　インプラント周囲炎の発症予防：主要リスク因子は、プラークコントロールであるため、適切な口腔衛生指導と清掃容易な環境が必要である。

インプラント周囲炎の発症予防に配慮した インプラント周囲粘膜構築の考察

村川達也

症例Ⅰ：抜歯即時埋入と同時に行うCTG（図2〜9）

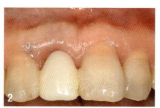 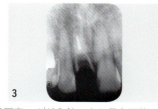 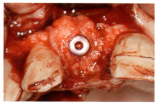 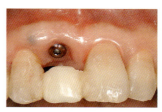

図2、3 術前の口腔内およびX線写真。1|がう蝕により保存不能であった。

図4 インプラント埋入と同時に有茎弁結合組織移植を行った。

図5 治癒後の状態。

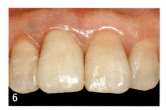 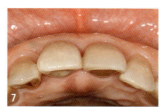 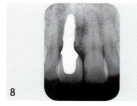 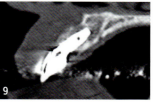

図6〜9 レスカントゥア形態のアバットメントを装着し、セメント固定の最終上部構造を装着した。粘膜の形態は維持され、厚みも獲得できた。また、骨レベルも維持され、良好な経過を得ている。

な密着」と「骨吸収の抑制」を考えたい。システム・表面性状・術式・アバットメントの着脱回数などさまざまな要因を考慮する必要があるが、術式、特にインプラントサイトディベロップメントを中心に症例を提示する。

症例供覧

症例1：抜歯即時埋入と同時に行うCTG

患者は32歳、女性。1|がう蝕により保存不能で、患者はインプラント治療を希望した（**図2、3**）。組織を最大限に生かすために抜歯前に矯正的挺出を行い、その後抜歯即時で、インプラントを深めに埋入した（**図4、5**）。

現在の手法と当時の手法には相違があるが、埋入方向は残存骨とギャップ2mm以内に埋入すると骨吸収が少ないという文献[3]をもとに、Ⅱ級傾向の歯槽骨形態に留意しながら頬側寄りにした。

インプラントは、粘膜厚みの獲得やソーサライゼーションの抑制が報告[4]されているプラットフォームスイッチングシステムを選択し、長いヒーリングキャップを装着した。

ギャップ部分には骨補填材料を填入し、抜歯部の粘膜貫通部分は、口蓋側から有茎弁結合組織移植（CTG）でエリマキ状に被覆した。有茎弁CTGは、上皮細胞が結合組織上を移動しやすい環境となり、唇側粘膜の形態維持と粘膜の厚みを獲得できた。もちろん同時に多様な手技を行うリスクを理解しておく必要がある。

粘膜治癒後、レスカントゥア形態のアバットメントを装着し、セメント固定の上部構造を装着。治癒後、粘膜の形態は維持され、厚みも獲得できた。また、骨レベルも維持され、良好な経過を得ている。

インプラント周囲粘膜は、創傷治癒過程において上皮細胞が結合組織上を移動し、ソーサライゼーションなどとともに根尖方向に向かって封鎖性上皮を形成する。また、骨頂は上皮よりも下方に吸収してしまうことが報告されている[6]（**図10**）。つまりタイトな密着と骨吸収を抑制のためには、粘膜の形態維持や厚み獲得により粘膜の退縮を防ぐ必要がある（**図11**）。そのため適応症であれば、デジタルワークフローを利用したフラップレスや抜歯即時埋入とプロビジョナルやアバットメントの同時装着は、粘膜の内下方の倒れこみ防止に有利と考える。

■正会員コンテスト

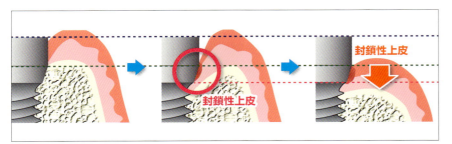

図10 創傷治癒過程におけるインプラント周囲上皮の治癒と骨吸収(参考文献3より引用・改変)。

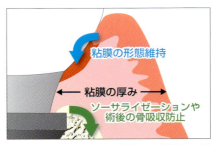

図11 インプラント周囲粘膜の形態維持と厚み獲得：粘膜の退縮を防ぎタイトな密着を得ることによりソーサライゼーションや骨吸収を抑制する。

症例2：GBR後の二次外科手術時に行うCTG(図12〜19)

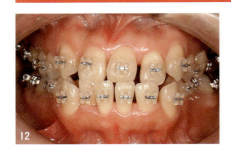
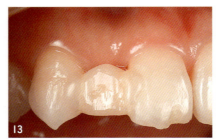

図12 歯列不正があり 2| が先欠していた。患者は矯正後にインプラントを希望した。

図13 矯正終了後、術前の 2| 部周囲。

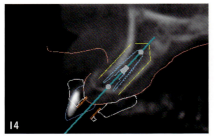
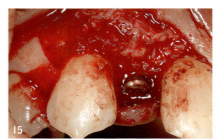

図14 シミュレーションでは頬側の骨が不足していることがわかる。

図15 頬側骨が不足していたため、インプラント埋入と同時にGBRを行った。

症例2：GBR後の二次外科手術時にCTG

患者は48歳、女性。歯列不正があり 2| が先天欠如していた。患者は矯正後、欠損部にインプラント治療を希望した(図12、13)。

術前にデジタルワークフローにてサージカルガイドとプロビジョナルを製作した。

埋入手術は、片側型Double Flap Incisionで粘膜弁剥離し、頬側骨が不足していたため、インプラント埋入と同時に骨再生誘導法(GBR)を行った(図14、15)。GBRは骨膜ポケットを利用した比較的低侵襲な手技を選択し、安定した粘膜の構築を目指した。

二次手術は、術前に製作したサージカルガイドとプロビジョナルを利用して粘膜にパンチングを行い、同時に間隙がないようにプロビジョナルを装着した(図16)。粘膜の形態は維持され、アバットメントの着脱回数の減少が図れる。また、Linkeviciusが講演などで提唱しているZero bone loss conceptsなどにおいて、骨レベル維持のために粘膜の厚みが必要であると主張している。そのため、頬側粘膜の陥凹は結合組織を挿入することで頬側粘膜の厚みを獲得し、治癒後最終上部構造を装着した(図17〜19)。

粘膜のタイトな密着を目指す場合、粘膜の形態維持に加えて、内側インプラント周囲上皮とインプラントが接着してい

インプラント周囲炎の発症予防に配慮した インプラント周囲粘膜構築の考察

村川達也

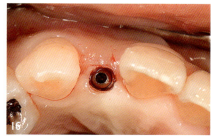
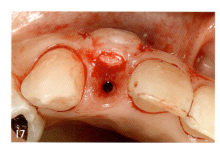
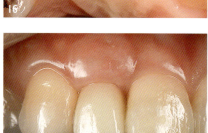
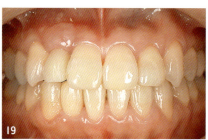

図16　二次手術時。パンチングを行い、その後間隙がないようにプロビジョナルを装着。

図17　CTG を行い頬側粘膜の厚みを獲得する。

図18、19　最終上部構造装着時の口腔内。

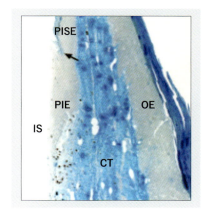

図20　内側インプラント周囲上皮組織像：接着タンパク（ラミニン-332）により、インプラントと、内側基底板およびヘミデスモゾームを介して、接着している。図中略称（PISE：Peri-implant sulcular epithelium、PIE：Peri-implant epithelium、OE：Oral epithelium、IS：Implant surface、CT：Connective tissue）。（文献 5 より引用・改変。写真は熱田先生のご厚意による。）

れば、密封・封鎖で細菌や唾液などを侵入させない強固なバリアとなるため有利になる。Shimono や Atsuta らによれば、内側インプラント周囲上皮は、接着タンパク（ラミニン-332）により、チタンインプラントと、内側基底板およびヘミデスモゾームを介して、接着しているとされている[5]。ただし接着は、上皮全層ではなく上皮の歯根側に限局し、また天然歯の上皮性付着と比較して弱いことが示唆されている（図20）。

筆者の臨床では、印象やプロビジョナル調整のため、最終上部構造装着までに数回のアバットメントの着脱が必要となる。着脱は、先ほどの付着を破壊し、また組織減少や内側粘膜の角化などにつながるため、着脱回数をできるだけ減らしたいと考える。

また着脱によって破壊された付着やクリーピングは、天然歯の上皮性付着構造を参考に、内側インプラント周囲上皮の角化せず毛細血管が有窓状となっているヘミデスモゾーム結合能力が高いと考えられる部分に、最終上部構造を接触させることで、再度獲得できる可能性を期待している。また血管からの滲出液による洗浄も期待している。そのため、粘膜の安定した形態維持が必要であり、アバットメントや上部構造の表面が高研磨である必要がある。

最終上部構造装着後は、術前と比較して審美性や咬合が改善され、患者の満足を得た。

正会員コンテスト

症例3：GBR後に口腔前庭拡張と角化粘膜の厚みの確保を同時に行うCTG（図21〜29）

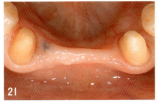
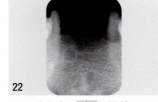
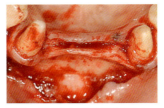
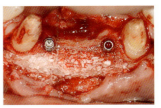

図21、22　術前の口腔内およびデンタルX線写真。2|2欠損部のインプラント治療を希望して来院した。

図23　唇舌的な骨吸収量が多かったためGBRを行う。

図24　インプラント埋入と追加のGBRを実施。

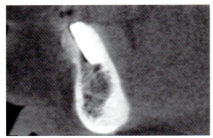
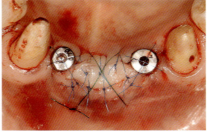
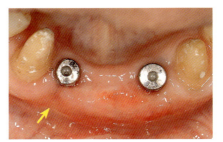

図25　術後のCT像。

図26　角化粘膜・口腔前庭・粘膜幅・粘膜の厚みの不足が認められたのでInterpositional Graftを行った。

図27　Interpositional Graft後の口腔内。

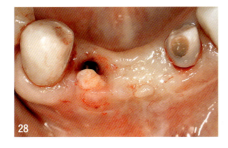
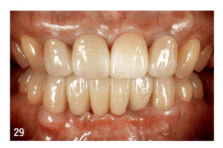

図28　頬側粘膜の厚みが不足する部分（図27の黄色矢印部）に、CTGを追加した。

図29　最終上部構造装着時。

症例3：GBR後に口腔前庭拡張と角化粘膜の厚みの確保を同時に行うCTG

患者は62歳、女性。2|2欠損部のインプラント治療を希望して来院した（図21、22）。

唇舌的な骨吸収量が多かったため、GBR後に段階的にインプラント埋入と追加のGBRを行った。

欠損部は、歯根膜に流れていた歯動脈を失うため、血流量は減少する。そのため組織への栄養供給源は減少し、歯槽骨は吸収していく。よって、骨増生においては、デコルチケーションにより母床骨からの血液供給・骨髄内の幹細胞を取り込み、安定した粘膜により少しでも血流を改善する必要があると考える。

インプラント埋入後の粘膜に、角化粘膜・口腔前庭・粘膜幅・粘膜の厚みの不足が認められた。そのため二次手術の術式は、審美性や粘膜厚み獲得のためにInterpositional Graftを選択し粘膜の問題を解決した。Interpositional Graftにおける手技は、切開剥離において粘膜弁のテンションフリーや血流に留意した減張切開、移植片においてZucchelliが提唱している密度の高い結合組織の採取や設置、縫合において粘膜とヒーリングキャップの密着などにより、術後の粘膜収縮軽減と安定した粘膜を目指した[6]。しかし、下顎前歯部は口唇の影響で、多くの場合インプラントと周囲粘膜とのタイトな密着を得ることが難しい。そのため、頬側粘膜の厚みが不足する部分には、CTGを追加した。

粘膜治癒後、上部構造を装着した。組織を増大する必要がある場合は、粘膜の退縮や骨レベルの低下でラフサーフェスが露出することによる感染のチャンスを与えないことが大切である。

インプラント周囲炎の発症予防に配慮した インプラント周囲粘膜構築の考察

村川達也

筆者の考えるインプラント周囲炎の発症予防(図30、31)

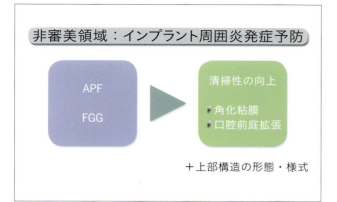

図30 まとめ①非審美領域におけるインプラント周囲炎発症予防：二次外科手術時のAPFやFGGにより適切な角化粘膜や口腔前庭を獲得し、清掃の容易な上部構造の形態・様式の選択で清掃性を向上させる。

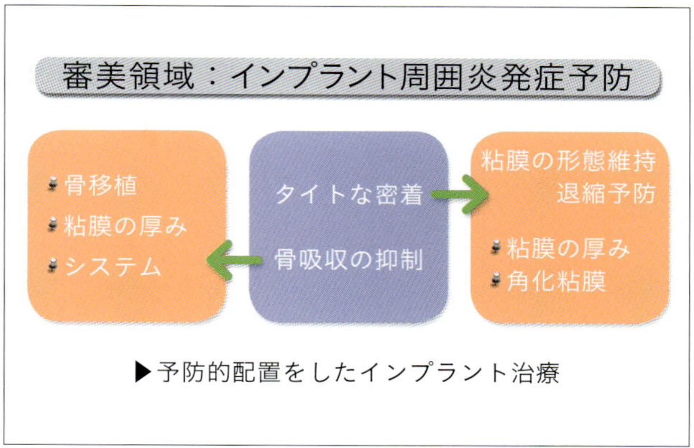

図31 まとめ②審美領域におけるインプラント周囲炎発症予防：タイトな密着と骨吸収抑制に配慮したインプラント周囲粘膜を構築する。口腔前庭の拡張は、清掃性向上のために臨床的に重要である。

おわりに

インプラント周囲炎発症予防には、プラークコントロールが重要である。そのため、適切な口腔衛生指導と口腔内の環境が必要となる。

しかしインプラント周囲粘膜は、治癒機構として一時的な環境であり、天然歯と比較し不安定な構造となってる。そのため、口腔衛生指導は、内側インプラント周囲上皮の状態や粘膜の厚み、あるいは上部構造の形態や様式にそれぞれ対応して厳密に行う必要がある。

口腔内の環境に関しては、非審美領域であれば二次外科手術時にAPFやFGGを行うことで、適切な角化粘膜や口腔前庭を獲得し、清掃の容易な上部構造の形態・様式の選択で清掃性を向上させることでインプラント周囲炎発症予防につなげられると考える(図30)。

しかし、審美領域においては、APF・FGGは審美性を阻害することもあるため、タイトな密着と骨吸収抑制によりインプラント周囲炎発症予防に配慮したインプラント周囲粘膜を構築することを考えている。

また、同時に口腔前庭の拡張は、審美領域においても清掃性向上のために臨床的に重要な課題である。もちろんこれらの要因は、多数あるインプラント周囲炎発症予防のあくまで一部であり、現在システム、手技、材料などの研究にも取り組んでいるところである(図31)。

インプラント治療は、非審美領域における予防的配慮、審美領域における予防的配慮と審美性配慮を同時に達成することで、患者の健康と満足に寄与できる治療になると考える。

参考文献

1. Lin GH, Chan HL, Wang HL. The significance of keratinized mucosa on implant health: a systematic review. J Periodontol 2013;84(12):1755-1767.
2. Atsuta I, Ayukawa Y, Kondo R, Oshiro W, Matsuura Y, Furuhashi A, Tsukiyama Y, Koyano K. Soft tissue sealing around dental implants based on histological interpretation. J Prosthodont Res 2016;60(1):3-11.
3. Araújo MG, Wennström JL, Lindhe J. Modeling of the buccal and lingual bone walls of fresh extraction sites following implant installation. Clin Oral Implants Res 2006;17(6):606-614.
4. Jung RE, Jones AA, Higginbottom FL, Wilson TG, Schoolfield J, Buser D, Hämmerle CH, Cochran DL. The influence of non-matching implant and abutment diameters on radiographic crestal bone levels in dogs. J Periodontol 2008;79(2):260-270.
5. Atsuta I, Yamaza T, Yoshinari M, Goto T, Kido MA, Kagiya T, Mino S, Shimono M, Tanaka T. Ultrastructural localization of laminin-5 (gamma2 chain) in the rat peri-implant oral mucosa around a titanium-dental implant by immuno-electron microscopy. Biomaterials 2005;26(32):6280-6287.
6. Zucchelli G(著), 沼部幸博(監訳), 鈴木真名，瀧野裕行，中田光太郎(訳). イラストで見る 天然歯のための審美形成外科. 東京：クインテッセンス出版, 2014.

正会員コンテスト

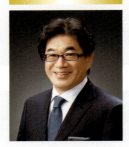

OJ Award 受賞

矯正 – 歯周 – インプラント – 補綴治療の有機的連携を考察する

岡田豊一　Toyokazu Okada　（奈良県開業）

1986年　愛知学院大学歯学部卒業
1991年　おかだ歯科医院開業
2005年　医療法人 おかだ歯科医院(奈良ペリオ・インプラントセンター併設)設立
日本歯周病学会専門医、日本臨床歯周病学会認定医、JSCO 会員

はじめに

　昨年のヨーロッパインプラント学会（EAO）で米国とヨーロッパのチームにわかれ、治療計画のディスカッションが行われた。その結論は、矯正 - 歯周 - インプラント - 補綴治療を包括した治療は、咬合機能、審美、咬合、歯周環境を改善させることができる、とまとめられた。EAO の中で、矯正の重要性が強調され、天然歯をできる限り保存していくために、矯正のオプションの意義、目的が解説された。米国でも、2017年の米国審美学会（AAED）のテーマは「Blending the Best」を掲げ、世界的にチームアプローチおよびインターディシプリナリーがスタンダードなりさらに進化しつつある。
　インプラントは発展を遂げたが、インプラント周囲炎が大きな課題として影を落としているのも事実である[1,2]。そこで本稿では、原点回帰として、インプラント部位の治療計画だけでなく、長期的な予後を鑑み、歯列と咬合機能の回復を図るために、インプラントをどのように組み込んでいくか、さらに成人矯正治療との連携を考察する[3]。

包括的歯科治療の目標

　包括的歯科治療の目標は、歯列を是正し、正常咬合を確立させることである。正常な顎咬合系にあっては、咬頭嵌合位において顆頭は緊張することなく安定した位置にあり、このときの顆頭安定位は咬頭嵌合位と一致している[4]。また、前歯部は審美と機能を決定する重要な要素であり、口元とインサイザルエッジポジションを調和させるための一つの評価である。また、アンテリアガイダンスは歯列の咬合機能にとってもっとも重要である[5]。顎運動のなかで、歯列の滑走運動である切歯路と顆路の運動の調和がとれていることが重要である。「形態は機能に従う」という表現があるが、形態のいい歯列は、良好な機能と審美的にも調和がとれていると言える。

1) 矯正と咬合、歯周組織との関係

　歯周環境の改善に直接効果をもたらすものではないという前提を踏まえたうえで成人矯正治療の意義を考えると、補綴学的要件として安定した咬頭嵌合位と正しい咬合機能を回復させ、歯周病学的要件として外傷性咬合の改善、また清掃性の向上により、歯周環境改善を増進させること、さらに顔貌と調和した審美性の回復にいきつく[6]。
　歯周 – 矯正の連携における咬合異常の診断の鍵は、整合性のとれたアベレージがどこかを診断し、患者ごとにゴールを設定して治療を組み立てていくことである。天然歯を可及的に保存していくために、矯正治療とインプラント治療を有機的に連携させた治療計画があり、その延長線上に、天然歯とインプラントの長期的な共存が達成されると筆者は考える。
　加えて、重度に歯周病が進行している場合、臼歯部咬合崩壊が進行し、咬合高径の低下とともに病的な歯の移動が進み、アンテリアガイドも欠如が見られる。症例1（**図1〜5**）のような咬合崩壊症例では、臼歯部に強い咬合性外傷が加わり、歯軸も咬合力と不調和を来たしており、予後に大きなリスクを抱えることになる。
　Wiens らが報告した咬合理論に関するシステマティックレビューのなかで、安定した咬合の要件として、病的な歯の移動を改善させ、歯軸方向に咬合力を加えることが挙げられている[7]。傾斜した歯を矯正で積極的に改善することが重要であり、矯正治療が治療計画のなかで不可欠となる[8]。

126

矯正 – 歯周 – インプラント – 補綴治療の有機的連携を考察する

岡田豊一

症例 I：臼歯部咬合崩壊症例（図1～5）

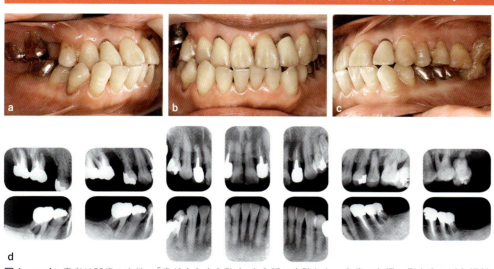

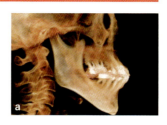

図1-a～d　患者は58歳の女性。「歯がぐらぐら動く」を主訴に来院した。臼歯の欠損、側方歯の近心傾斜にともない咬合高径が低下し、前歯部の叢生、フレアリングが進行した典型的な臼歯部咬合崩壊の状態を呈していた。

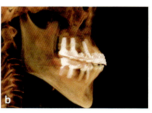

図2-a、b　臼歯部咬合崩壊で近心傾斜した残存歯を、臼歯部へのインプラントにより咬合支持を確立させ、それを固定源に歯軸をアップライトさせ、歯軸方向に咬合力がかかるようにする。前歯部においても遠心移動されたことでアンテリアガイドも顎運動と調和する。

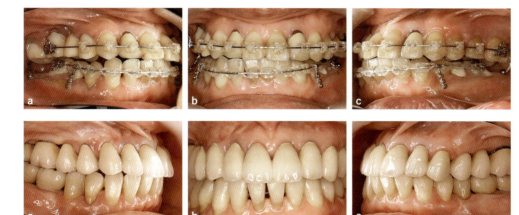

図3-a～c　上下顎臼歯部へのインプラントによる固定源が確立してから、歯列全体を遠心移動させ、前歯被蓋関係を確立させた。

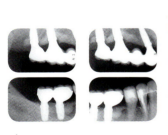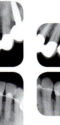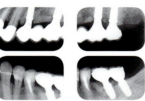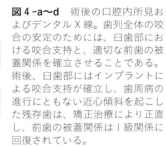

図4-a～d　術後の口腔内所見およびデンタルX線。歯列全体の咬合の安定のためには、臼歯部における咬合支持と、適切な前歯の被蓋関係を確立させることである。術後、臼歯部にはインプラントによる咬合支持が確立し、歯周病の進行にともない近心傾斜を起こした残存歯は、矯正治療により正直し、前歯の被蓋関係はⅠ級関係に回復されている。

2）臼歯部咬合崩壊の特徴

臼歯部の咬合崩壊は、歯周病による支持歯槽骨の喪失とそれにともない歯列全体が近心傾斜を起こし、前歯の被蓋関係が変化した状態である。CTレンダリングはその特徴を明瞭に示す。骨格的にはClass 1でも、歯槽骨レベルでは上下顎前突の状態を呈す。このまま咬合を再構成するのは傾いた柱で家を建てるのと同じようなものと言える（図2-a、b）。

■正会員コンテスト

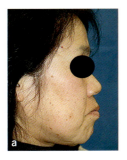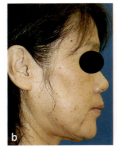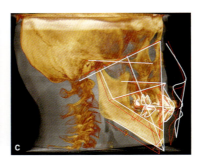

図5-a〜c 咬合高径が挙上され、下顎は時計回りに回転しオトガイが後退した。側貌の比較では、術後はコンベックスな口元が改善されている。

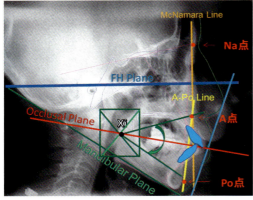

図6 セファロ分析と Simplified Analysis。

	Simplified Analysis (4 Factors 6 Analysis)			
	Analysis	Clinical Norms	Initial	Post Tret.
A	Facial Pattern Mandibular angle (degree)	28.2±5.2	28.9	29.5
B	Facial type McNamara Line to			
	A	+1±2	6.6	4.8
	Pog	−3.3±2	10.2	5.6
C	Facial Soft Tissue Esthetics E-Line (mm)	+2.0±2	3.1	−0.7
D	Tooth Position A-Po Line to			
	UI to APO (mm)	+6.2±1.5	11.8	7.9
	LI to APO (mm)	+3.0±1.5	12.5	5.9
E	LFH Lower Facial Height (deg.)	+49.0±4	51.1	52.3
F	Occlusal Plane to FH (deg.)	+11±4	3.8	8.6

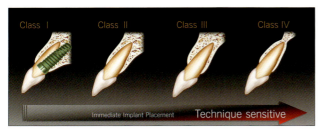

図7 Kan の抜歯即時インプラント埋入に関する歯根の位置による分類[15]。

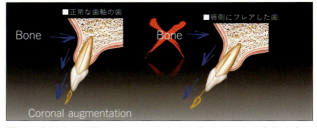

図8 歯周病で唇側にフレアアウトした歯をそのまま歯軸方向に挺出させると、歯根は歯槽堤からさらに外側に押し出されることになる。歯根を唇側に回転（Labial Root Torque）させながら、挺出させないと唇側の歯槽骨は歯冠側に上がってこない。

　Kokich らは、インプラントが歯周病のケースで部分欠損に使われるようになり、成人矯正が大きく変わったと報告している[9〜11]。これまで歯周病や、欠損がある成人で矯正治療が必要な場合、十分な固定源がないと矯正が困難であったが、インプラントアンカースクリューやインプラントを矯正の固定源として利用し、矯正移動が終わってからインプラント修復を行うことができ、その範囲が広がった。

3）咬合再構成におけるセファロ分析

　セファロ分析はさまざまな分析法があるが、筆者は図6に示す咬合再構成に関連する項目に絞り、頭蓋顔面と歯列との位置関係が調和しているかを診断している。顎顔面の三次元的空間の中で上下前歯をどのように設計し、それに続く歯列、咬合平面、咬合高径をどう設定すべきかを可視化、標準化できる。骨格的な特徴、Discrepancy の特徴に調和した、咬合高径、咬合平面を決定する指標にはなると考えている[12]。

矯正 – 歯周 – インプラント – 補綴治療の有機的連携を考察する

岡田豊一

症例2：矯正との有機的連携を考慮した前歯部インプラント症例（図9～20）

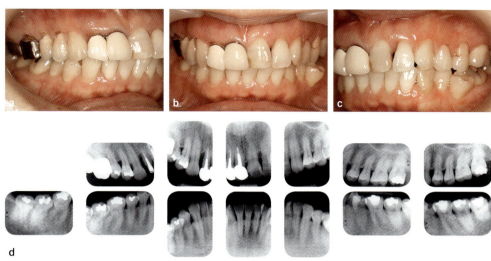
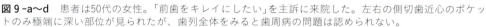
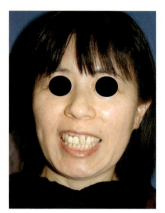

図9-a～d　患者は50代の女性。「前歯をキレイにしたい」を主訴に来院した。左右の側切歯近心のポケットのみ極端に深い部位が見られたが、歯列全体をみると歯周病の問題は認められない。

図10　顎顔面の三次元的空間の中で上下前歯をどのように設計し、それに続く歯列の咬合高径、咬合平面をどう設定すべきかを診断するためにはセファロ分析は必須である。

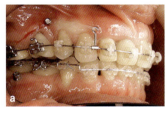
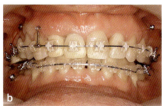
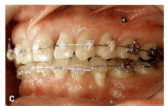

図11-a～c　上顎は矯正用アンカーを6|6近心根尖側寄りに埋入し、圧下のモーメントをかけながら、スペースを閉じていく。下顎は舌側に倒れこまないように、Lingual root torqueをかけながら、リトラクションした。

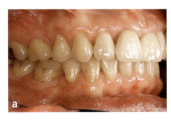
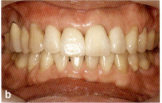
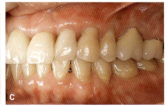

図12-a～c　歯の位置が改善され、安定した咬頭嵌合位と犬歯のI級関係が確立され、望ましい機能運動が再現されている。

矯正との有機的連携を考慮した前歯部インプラント

咬合再構成治療において前歯部にインプラント埋入が計画されている症例では、歯列のコントロールとサイトディベロップメントを考慮した矯正を行い、インプラント治療に連携することで、より低侵襲で予知性の高いインプラント治療を可能にする。

Tarnowらは、前歯部においては、歯根の傾き、傾斜角度をコントロールしながら挺出させることが、サイトディベロップメントを成功させる大きな要因であると記し、歯根を唇側に振りながら挺出させ、歯槽堤の頬舌的な幅を増大させ、フラップレスで抜歯後即時埋入を行える環境に変えている。この矯正的手法を"Controlled Facial Extrusion"と表現した[13, 14]。Kanは、抜歯後即時インプラント埋入に関して、サジタルにおける歯根の位置でClass 1～4に分類した[15]。Class 1が最適で、2、3になるにしたがいテクニックセンシティブに、4に関してはステージアプローチが適応だとした（図7）。歯根を唇側に振りながら挺出させる矯正は、ちょうどClass 1

129

正会員コンテスト

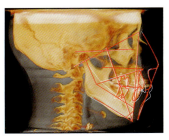

図13 セファロによる評価(術前が白、術後が赤の計測)。コンベックスなプロファイルが改善され、E-lineが調和した。

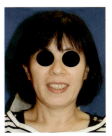

図14 コンベックスな口元とガミースマイルが改善された。

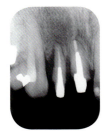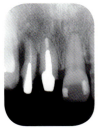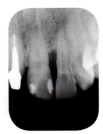

図15 このケースのインプラントに連携した矯正治療の役割は歯根膜を動かすこと、垂直的な骨レベルのギャップを少なくすることである。2|2 は Extrusion、3 1|1 3 は圧下させることで、相対的な骨レベルでのギャップを少なくしている。

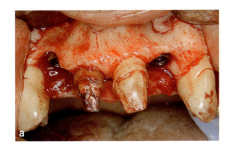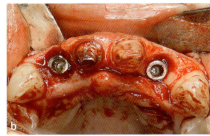

図16-a、b 上顎前歯部のインプラント埋入。矯正により、歯槽堤が三次元的に増大され、温存されたことにより、そのまま抜歯窩への埋入が可能であった。

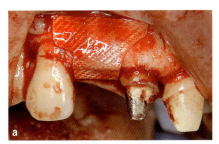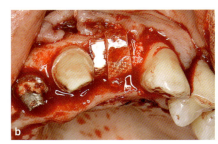

図17-a、b 埋入と同時に大規模な GBR も必要なく、予知性の高い低侵襲な手術を可能にした。

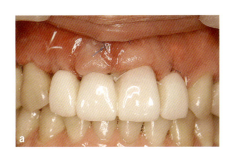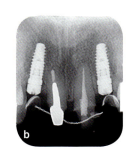

図18-a、b 歯肉のリモデリング(Gingival remodeling)。インプラント埋入直後からオベイトポンティックを用い、最終補綴装置装着まで軟組織のコラプスを防止するプロトコールが必要である。

の状態にサイトディベロップメントしていることになる。

また、Spear、Kokich らは適切な歯軸の歯は挺出すると歯軸に沿って歯槽堤はあがってくるが、唇側にフレアしている歯をそのまま引っ張っても、唇側の骨はついて来られず吸収する(図8)と記した[16]。つまり、病的な歯の移動によりフレアリングを起こした歯は、傾斜を起こしてから挺出しないと効果が少ないことが示唆される。

歯根膜の骨再生能は付着を失った歯でも非常に高いことを筆者は経験している。挺出は天然歯の歯根膜が持つ骨再生能を利用したもっとも生物学的に生体の骨に近い骨造成である。

矯正 - 歯周 - インプラント - 補綴治療の有機的連携を考察する

岡田豊一

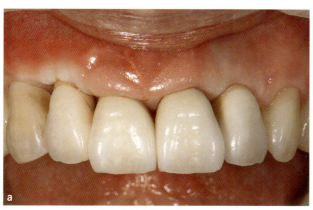
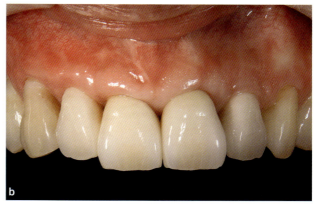

図19-a、b 最終補綴装置装着直後の軟組織は成熟していない状態（**a**）であるが、ここからインプラント周囲軟組織は、創傷治癒であるソーサリゼーションが最小限に抑えられたプロトコールのなかで、生物学的幅径を確立しながら、歯肉形態を再構築していった。1ヵ月後にはインプラント周囲歯肉は完全に成熟し、1年経過しても安定してまったく変化は見られない（**b**）。

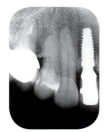 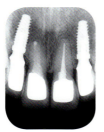 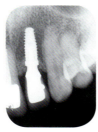

図20 インプラントプラットフォーム上に骨レベルが安定して維持されているのが確認できる。アバットメントの立ち上がりにコンケーブ形態（S-shape）を付与して、生体の創傷治癒のなかで、結合組織のディフェンスが有効にアバットメント周囲に取り巻くように考えられている[17、18]。

表1 前歯部の審美的インプラント修復を達成させるための5つの鍵（参考文献19より引用・改変）

①	Tissue optimization（組織の最適化）
②	Gingival remodeling（軟組織のリモデリング）
③	Handling reduction（最小限のアバットメント着脱）
④	Effective Component design（生物学的に有効なアバットメント形態）
⑤	Abutment surface cleanliness（汚染のない清潔なアバットメント）

ここで、実際の症例を通して、矯正との有機的連携を考慮した前歯部インプラントをご覧いただきたい（症例2：図9～20）

 ### 前歯部審美インプラント修復

Xavierらが挙げた前歯の審美的インプラント修復を達成させるための5つの鍵を**表1**に記す[19]。

インプラント埋入直後からオベイトポンティックを用い、軟組織がコラプスするのを防止し、印象からファイナルまで着脱回数をできるだけ減らすプロトコール（Handling Reduction）の工夫が必要である。矯正アーチワイヤーが装着されていると、そのミッションが簡便に遂行できることも有機的連携の効果である。

最終補綴装置の製作は、アバットメント装着、上部構造装着を1回のチェアタイムで完了する one abutment-one time のコンセプトが理想と言える。そのためにはアバットメントのデザイン、補綴装置の粘膜貫通部の形態が重要になってくる。

最終補綴クラウン装着後は、創傷治癒であるソーサリゼーションが最小限に抑えられた手順のなかで、周囲軟組織はインプラント周囲の生物学的幅径を確立しながら、歯肉形態を

131

正会員コンテスト

再構築していき、経時的にクラウンと調和していくのが確認された。術後のデンタルX線では、インプラントのプラットフォームの上に骨頂が維持されているのが確認できる。

昨今、プラットフォームシフトタイプを用いることで、骨レベルが維持されることはよく知られているが、スイッチさせれば維持できるのではなく、生体の創傷治癒であるソーサリゼーションを最小限に抑えるための適切なプロトコルやアバットメントデザインなど、相乗的な作用の1つのファクターとして、維持されることを強調しておきたい。

まとめ

矯正治療は歯列を是正し、正常咬合を確立させることが目的であるが、成人矯正においては、病的な歯の移動（PTM）を改善させることで、咬合、審美、歯周環境を有効に改善させることができる。特に、歯周病による咬合崩壊では、臼歯部の欠損歯列が多く、そこにインプラント修復を計画することが多い。インプラントによる咬合支持が確立されたうえで、そのインプラントを固定源にPTMの改善ができることは、これまで保存が難しかった残存歯を救い、経年的に変化してきた歯列を格段に改善させることでことが可能である。

また、前歯部にインプラント治療を計画する場合、歯列とサイトディベロップメントの両方を考慮して矯正を行い、唇側傾斜をコントロールしながら挺出させることで、頬舌的骨幅を増大でき、より予知性の高いインプラント治療に連携することができる。インプラント治療は紛れもなく歯科治療として確立されたが、超高齢社会を迎えたわが国で、可及的に天然歯を保存していくためには、単なる包括的連携ではなく、矯正-歯周-インプラント-補綴治療の各分野が、相乗的に効果を達成できるような有機的連携が求められている。

謝辞

稿を終えるにあたり、今回の発表の機会とともに、いつもご指導いただいているJIADSスタディークラブメンバーの先生方に感謝申し上げます。

参考文献

1. Zitzmann NU, Berglundh T. Definition and prevalence of peri-implant diseases. J Clin Periodontol 2008;35(8 Suppl):286-291.
2. Levin L. Halperin-Sternfeld M. Tooth preservation or implant placement: A systematic review of long-term tooth and implant survival rates. J Am Dent Assoc 2013;144(10):1119-1133.
3. Miyazaki H, Modegi E, Yatabe K, Yamaguchi H, Maki Y. A study of occlusion in elder Japanese over 80 years with at least 20 teeth. Gerodontology 2005;22(4):206-210.
4. 長谷川成男，坂東永一（監）．臨床咬合顎辞典 第4版．東京：医歯薬出版，2014.
5. Peter E. Dowson. Functional Occlusion. 東京：医歯薬出版，2010.
6. Deas DE, Mealey BL. Is there an association between occlusion and periodontal destruction? Only in limited circumstances does occlusal force contribute to periodontal disease progression. J Am Dent Assoc 2006;137(10):1381-1385.
7. Wiens JP, Priebe JW. Occlusal stability. Dent Clin North Am 2014;58(1):19-43.
8. Re S, Corrente G, Abundo R, Cardarropoli D. Orthodontic treatment in periodontally comprpmised patients:12-years report. Int J Periodontics Restorative Dent 2000;20(1):31-39.
9. Kokich VG. Adult Orthodontics in the 21st Century: Guidelines for Achieving Succsessful Results. 2005 World Federation of Orthodontics: 6th International Orthodontics Congress.
10. Kokich VG, Managing complex orthodontic problems: the use of implants for anchorage. Semin Orthod 1996;2(2):153-160.
11. Kokich VG, Spear FM. Guidelines for managing the orthodontic-restorative patient. Semin Orthod 1997;3(1):3-20.
12. 岡田豊一．サイトディベロップメントとしての矯正．In: ザ クリニカルデンティストリー．東京：クインテッセンス出版，2014.
13. Amato F, Mirabella AD, Macca U, Tarnow DP. Implant Site Development by Orthodontic Forced Extraction: A Preliminary Study. Int J Oral Maxillofac Implants 2012;27(2):411-420.
14. Hochman MN, Chu SJ, Tarnow DP. Orthodontic extrusion for implant site development revisited: A new classification determined by anatomy and clinical outcomes. Semin Orthod 2014;20(3):208-227.
15. Kan JY, Roe P, Rungcharassaeng K, Patel RD, Waki T, Lozada JL, Zimmerman G. Classification of sagittal root position in relation to the anterior maxillary osseous housing for immediate implant placement: a cone beam computed tomography study. Int J Oral Maxillofac Implants 2011;26(4):873-876.
16. Spear FM, Mathews DM, Kokich VG. Interdisciplinary management of single-tooth Implants. Semin Orthod 1997;3(1):45-72.
17. 牧草一人，久保哲郎．バイオロジーと歩む審美補綴：インプラント編 —歯周病専門医からの提言—. the Qintessence 2016;35(12):70-100.
18. Makigusa K,Toda I,Yasuda K, Ehara D, Suwa F. Effects of platform switching on crestal bone around implants: a histomorphometric study in monkeys. Int J Periodontics Restorative Dent 2014;34 (Suppl 3):s35-41.
19. Nebot XV, Hoyle JM, Torres MS, García JJ, López JP, Ciurana XR. Five Keys — to more predictable estheticrestoration of anterior implants. Adv Imp aesthe 2016;1:2-5

ハンズオンコースレポート

三串雄俊

TAKETOSHI MIKUSHI

ハンズオンコースレポート

硬組織に対する知識・技術の深化を目的としたハンズオンコースが白鳥清人氏と石川知弘氏を迎えて開催される

三串雄俊　Taketoshi Mikushi　（東京都開業、ファミーユ歯科）

　さる2017年7月28日（金）、AP秋葉原会議室（東京都）において、「骨移植・GBRに関するハンズオンコース」が、年次ミーティングのテーマ「ボーンミーティング」に合わせて、硬組織に対する知識・技術の深化を目的として開催された。

　日本を代表するインプラントロジストである白鳥清人先生（静岡県開業）と石川知弘先生（静岡県開業）を講師として迎えるということで応募が殺到し、参加申し込みは早々に締め切られた。筆者は幸運にも参加することができたので、本ハンズオンコースをレポートさせていただきたい。

　まず白鳥先生が登壇し、ピエゾサージェリーを用いた自家骨による骨増生についての講義を行った。豊富な症例を交えた講義の後、L2部骨欠損の同術野内から採取したブロック骨を用いた骨増生と下顎枝から採取した自家骨を用いた下顎前歯部の骨増生の2つの模型実習が行われた。模型実習では白鳥先生より、ピエゾサージェリーを用いた自家骨の採取のコツや、自家ブロック骨の固定の仕方、減張切開の手法など、骨増生での各ステップにおいてポイントとなる臨床上の勘所を押さえた指導がなされた。

　筆者の臨床において下顎枝からのブロック骨採取は、CTで下歯槽神経の位置を確認していても手が縮こまってしまい、採取した骨が小さくなってしまうことがしばしばであった。しかし、下歯槽神経はだいたい歯槽骨の矢状断面舌側3分の1くらいのところに位置する、と百戦錬磨の白鳥先生からアドバイスをいただくととても心強く、自信をもった状態ですぐさま精巧な模型にてモデルサージェリーを行うことができ、これ以上ない模型実習を行うことができた。

　1時間の休憩をはさみ、石川先生のパートとなった。まず、チタンメッシュと非吸収性膜を応用したGBRについて講義が行われた。そのなかで石川先生らの提唱する「4-Dコンセプトに基づいたインプラント治療における戦略・原則」の

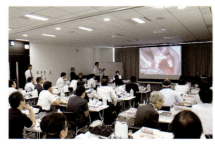

図1　OJハンズオンコースの行われた会場の様子。

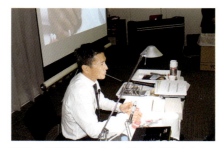

図2　模型実習のデモを行う白鳥清人先生。

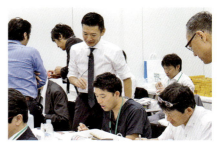

図3　実習では白鳥先生やアシスタントの講師の先生方から細かいアドバイスを受けることができた。

硬組織に対する知識・技術の深化を目的としたハンズオンコースが白鳥清人氏と石川知弘氏を迎えて開催される

三串雄俊

3-Dimensionally preserve and augment peri-implant tissue（インプラント周囲組織を三次元的に保存・増大する）に基づき、GBRにおける骨欠損部に適したチタンメッシュの適応、すなわち3-D adjustmentの重要性について解説が行われた。

続いて下顎臼歯部GBRの模型実習が行われた。切開とともに行われた下顎舌側の減張切開についての解説では、「大臼歯部では顎舌骨筋の上を鈍的に剥離する」、「小臼歯部は骨膜を切開し、鋭的に減張する」、「骨膜を切開後に鈍的にストレッチする」などの具体的なポイントが挙げられ、実際に石川先生が減張切開を行ったデモ動画では会場がどよめくほど粘膜が伸展されていた。

また、チタンメッシュのトリミング、ベンディングの調整では、石川先生自ら受講生全員のメッシュベンディングの状態を逐一見て回り、受講生それぞれが的確なアドバイスを受けることができた。

最後に行われた質疑応答では、いろいろな手技を学んだがどれがすぐれているか？との質問が挙がったが、「まずは自分に合ったもの、慣れているものが優先されるのではないでしょうか。一度もやったこともない術式は難しいものです。簡単な症例から開始し、ある程度トレーニングと経験を積んで応用範囲を広げ、さまざまな症例に対してベストな選択ができるようになればよいでしょう」と白鳥先生、石川先生は答えた。

臨場感を出すために骨膜まで再現したOJ特別仕様の模型の完成度は素晴らしく、また実習で使用された機材、材料も実際の患者に用いられるものであり、受講料を材料費のほうが上回ってしまったのではないか、といらぬ心配までしてしまうほどであった。そのような恵まれた環境で行われた白鳥、石川両先生のハンズオンコースでは多くの臨床的示唆を得ることができ、大変満足のいくものであった。

最後になりますが、講師をして下さった白鳥先生、石川先生をはじめ、会場で丁寧に指導をしていただいた役員の先生方、会場の手配など運営された委員会の方々に対し、改めて御礼申し上げます。

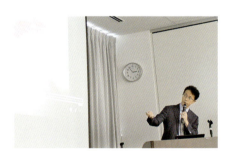

図4　動画を交えた講義を行う石川知弘先生。

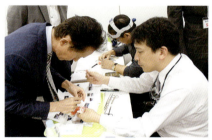

図5　受講生の行ったチタンメッシュの整形を確かめ指導する石川先生。

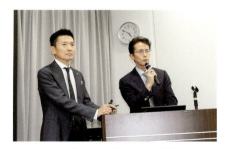

図6　ハンズオン終了後の質疑応答の様子。

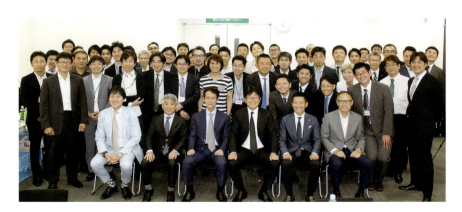

図7　講師の先生、運営委員とハンズオンコース受講生による集合写真。

■ おわりに：副会長の言葉

(五十音順)

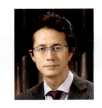

OJ 副会長 石川知弘　Tomohiro Ishikawa

　本年の年次大会は、ボーンミーティングとして骨増生をメインテーマとし、昨年に引き続きハンズオンコースからスタートした。実習内容の関係上、多くのメーカーの方々に多大なご協力をいただいた。この場を借りて改めて御礼を申し上げたい。

　本会ではシンポジウム、教育講演において骨移植、GBR、サイナスリフトについて、材料、術式、コンプリケーションなど多角的に検討が加えられた。インプラント治療にとっては不可欠で治療の成否に大きく影響する処置であるため、とても有意義であった。将来また知見を蓄積し、さらに活発なディスカッションができることを期待したい。また会員発表、正会員コンテスト、歯科衛生士、技工士セッションもOJの存在意義を示す素晴らしいものであった。

　来年は初めての北海道での開催となる。以前八戸で経験した達成感を札幌で分かち合いたい。

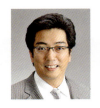

OJ 副会長 瀧野裕行　Hiroyuki Takino

　第16回 OJ 年次大会は三好敬三新会長のもと多くの参加者が集い開催された。前回のテーマは軟組織であったが、今回は硬組織に焦点を当てたものとなった。

　大会前日には、石川知弘先生と白鳥清人先生による硬組織造成に関するハンズオンコースが前回と同様に開催された。OJ ハンズオンコースの特徴は、スペシャリストによる講演と実習に加え、アシスタントドクターも錚々たるメンバーが加わり、高いレベルの技術を習得できることである。

　本大会では、インプラントにおける硬組織マネジメントについて、歯科医師、歯科衛生士、歯科技工士三者の目線から講演と活発なディスカッションが行われた。また、会員発表や正会員発表も年々レベルが高まっており、歯科界全体の底上げに OJ が果たす役割は今後益々大きくなると確信している。

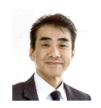

OJ 副会長 松島正和　Masakazu Matsushima

　2017年7月29、30日の両日、第16回 OJ 年次大会が「ボーンミーティング」をテーマとしてベルサール飯田橋ファーストで行われた。

　大会前日のハンズオンコースは満員御礼となり、本大会の参加者も300名を超える大盛況となった。歯科医師のセッションは、1日目に恒例の会員発表と正会員コンテスト、2日目には2つのシンポジウムと教育講演が行われ、臨床家が硬組織に対する理解を深める大変有益な2日間となった。歯科衛生士セッション、歯科技工士セッションも2日目に行われ、レベルの高い講演と質疑応答が行われた。

　三好会長をはじめ、ご尽力いただいた企画委員、実行委員、協賛企業、そして会員の皆様に感謝いたします。

口の中がわかる ビジュアル歯科口腔科学読本

監修　全国医学部附属病院歯科口腔外科科長会議

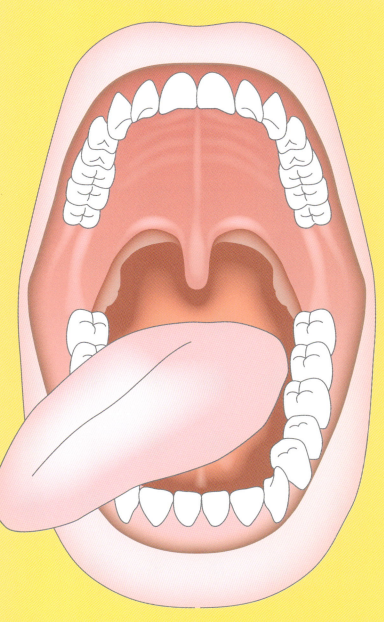

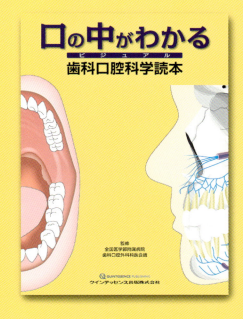

医療関係者が知っておくべき、今もっとも気になる"口の中"がわかる本!

わかりやすいイラストと症例写真を中心に一目で理解できるように、本文を排して箇条書きの短文で読みやすく、各項目のエッセンスが目に飛び込んでくるように制作された新感覚のテキスト。
症候から疾患にたどり着けるフローチャートも用意されているので、医歯薬学系学生だけでなく、歯科臨床の現場でも辞書代わりに活用できる。加えて、現在注目されている歯科と全身の関連にも詳しく言及。
歯科口腔科学を知るには、この1冊で決まり!

QUINTESSENCE PUBLISHING 日本　●サイズ：B5判　●192ページ　●定価　本体5,500円（税別）

クインテッセンス出版株式会社
〒113-0033　東京都文京区本郷3丁目2番6号　クイントハウスビル
TEL. 03-5842-2272（営業）　FAX. 03-5800-7592　http://www.quint-j.co.jp/　e-mail mb@quint-j.co.jp

クインテッセンス出版の書籍・雑誌は、歯学書専用通販サイト『歯学書.COM』にてご購入いただけます。

PCからのアクセスは…
歯学書　検索

携帯電話からのアクセスは…
QRコードからモバイルサイトへ

QUINTESSENCE PUBLISHING 日本

別冊 Quintessence DENTAL Implantology
スペシャリストたちに学ぶ　インプラントのための骨増生
オッセオインテグレイション・スタディクラブ・オブ・ジャパン
16th ミーティング抄録集

2018年2月10日　第1版第1刷発行

監　　修　三好敬三（みよしけいぞう）

編　　集　寺本昌司（てらもとまさし）/ 岩田光弘（いわたみつひろ）/ 小川洋一（おがわよういち）/ 勝山英明（かつやまひであき）/
　　　　　高井康博（たかいやすひろ）/ 中川雅裕（なかがわまさひろ）/ 松井徳雄（まついとくお）

発 行 人　北峯康充

発 行 所　クインテッセンス出版株式会社
　　　　　東京都文京区本郷3丁目2番6号　〒113-0033
　　　　　クイントハウスビル　電話(03)5842-2270(代表)
　　　　　　　　　　　　　　　　　(03)5842-2272(営業部)
　　　　　　　　　　　　　　　　　(03)5842-2273(編集部)
　　　　　web page address　http://www.quint-j.co.jp/

印刷・製本　サン美術印刷株式会社

©2018　クインテッセンス出版株式会社　　　禁無断転載・複写
Printed in Japan　　　　　　　　　　　　　　落丁本・乱丁本はお取り替えします
ISBN978-4-7812-0603-5　C3047　　　　　　　定価は表紙に表示してあります